W0255362

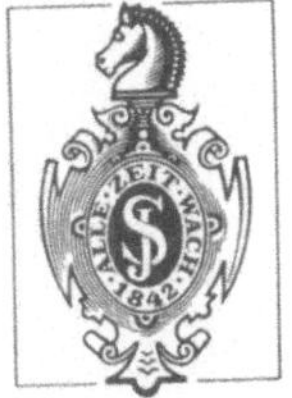
ALLE ZEIT WACH
1842

Klara A. Vergesslich

Abdominelle Duplex-Sonographie bei Kindern

Praktische Grundlagen und klinische Anwendung

Geleitworte von A. Daneman, H. Patriquin und W. Ponhold

Mit 61 zum Teil farbigen Abbildungen

Springer-Verlag
Berlin Heidelberg New York
London Paris Tokyo
Hong Kong Barcelona

Univ. Doz. Dr. med. KLARA A. VERGESSLICH
Universitätskinderklinik Wien
Röntgenstation
Währinger Gürtel 18–20
A-1090 Wien

Umschlagmotiv: siehe Abbildung 1.7.; Seite 10

ISBN-13: 978-3-540-52954-5 e-ISBN-13: 978-3-642-93472-8
DOI: 10.1007/978-3-642-93472-8

CIP-Titelaufnahme der Deutschen Bibliothek
Vergesslich, Klara A.:
Abdominelle Duplexsonographie bei Kindern : praktische Grundlagen und klinische Anwendung / Klara A. Vergesslich. Geleitw. von A. Daneman ... – Berlin ; Heidelberg ; New York ; London ; Paris ; Tokyo ; Hong Kong ; Barcelona : Springer, 1991

2121/3130-543210 – Gedruckt auf säurefreiem Papier

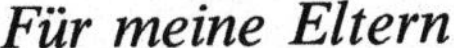

Für meine Eltern

Geleitworte

Durch die Einführung des kontinuierlichen und gepulsten Doppler-Verfahrens in die Ultraschalltechnologie wurde die praktische Anwendung des Doppler-Prinzips in Kombination mit der Real-time-Ultraschalluntersuchung ermöglicht. Obwohl die Bedeutung dieses Verfahrens in der extrakardialen pädiatrischen Sonographie erst vor kurzem erkannt wurde, hat es sich rasch verbreitet.

Die klinischen Anwendungsmöglichkeiten der Doppler-Sonographie in der Pädiatrie sind zahlreich. Der erste Schritt der Signalanalyse ist der Nachweis eines Blutflusses in einem Gefäß. Dies kann in zahlreichen Situationen wertvolle Informationen liefern und oft invasive Untersuchungen wie die Angiographie überflüssig machen.

Der zweite Schritt der Signalanalyse besteht in der Unterscheidung zwischen arteriellem und venösem Fluß in verschiedenen Gefäßen. Veränderungen des Doppler-Signals können bei Erkrankungen großer Gefäße auftreten, z.B. Stenosen nach Transplantation, oder bei Erkrankungen kleiner Gefäße, z. B. die akute vaskuläre Abstoßung. Ein vom Einfallswinkel unabhängiger Parameter, der Widerstandsindex, hat sich als nützliche Gleichung in der Auswertung arterieller Flußsignale erwiesen.

Der dritte Schritt der Signalanalyse ermöglicht die Berechnung des totalen Flußvolumens. Zu diesem Zweck muß das Meßvolumen den gesamten Gefäßquerschnitt einnehmen und der Einfallswinkel zwischen Ultraschallstrahl und Gefäßachse bekannt sein. Dies ist jedoch bei kleinen Kindern oft sehr schwierig, wobei bereits kleine Änderungen des Einfallswinkels die Ergebnisse beträchtlich verändern können.

Die ersten beiden Schritte der Signalanalyse bleiben daher bis auf weiteres die wichtigsten. Die Ergebnisse weiterer Studien auf diesem Gebiet müssen zeigen, ob andere Parameter klinische Relevanz besitzen.

Die farbkodierte Doppler-Sonographie hat die Auswertung des ersten Schritts der Signalanalyse bedeutend erleichtert. Das Vorhandensein oder das Fehlen des Blutflusses in einem Gefäß kann mit dieser Technik rasch nachgewiesen werden. Die farbkodierte Doppler-Sonographie ermöglicht es zudem, Gefäßgebiete für eine Spektralanalyse leichter zu lokalisieren.

Das Anliegen dieses Buches ist die Darstellung der Technik der Doppler-Sonographie und die Beurteilung ihrer Wertigkeit bei verschiedenen klinischen Fragestellungen. Die Qualität dieser Monographie reflektiert die Hingabe von Frau Vergesslich zur bildgebenden Diagnostik im allgemeinen und zu dieser Technik im besonderen. Die Information dieses Buches wird nicht nur den Kinderradiologen ansprechen, sondern auch Kinderärzte und Kinderchirurgen, die pädiatrische Patienten betreuen.

University of Toronto
25. Mai 1990

ALAN DANEMAN

Ob wir nun etwas über Christian Doppler gehört haben oder nicht, der Doppler-Effekt ist zu einem Bestandteil unseres Lebens geworden. Für einen Fußgänger, welcher die Kreuzung überquert, stellt die wechselnde Tonhöhe eines herannahenden Autos ein ebenso effektives Warnsignal dar wie der Anblick des Autos selbst. Die wechselnde Tonhöhe der Sirene eines Rettungsfahrzeuges oder des Pfeiftones einer Lokomotive geben uns, bewußt oder unbewußt, die Richtung an, von wo diese Fahrzeuge kommen und wie schnell sie sich bewegen.

Die moderne Ultraschalldiagnostik hat sich den Doppler-Effekt zunutze gemacht, indem bewegliche Partikel des menschlichen Organismus, im besonderen rote Blutkörperchen, gemessen werden. Daraus resultiert die Möglichkeit eines nichtinvasiven Angiogramms in nahezu allen Bereichen des Organismus. Dieses Verfahren hat die praktische diagnostische Medizin dauerhaft verändert.

Wie bei jeder neuen Technologie muß die Norm klar umrissen werden, bevor pathologische Veränderungen erfaßt werden können. Klara Vergesslich vollbringt dies in bewundernswerter Weise: nach einer ausgezeichneten Einführung in die physikalischen Grundlagen des Doppler-Ultraschalls wird die klinische Untersuchungstechnik bei Kindern erläutert. Es folgt eine genaue Beschreibung der normalen Doppler-Signale der großen intraabdominellen Gefäße. Schließlich werden Veränderungen des Doppler-Signals bei verschiedenen Erkrankungen beschrieben, ergänzt durch eine ausgezeichnete Bibliographie.

Dr. Vergesslich hat all denjenigen, die mit der Ultraschalluntersuchung des Kindes vertraut sind, eine wertvolle Einführung in das Doppler-Verfahren geschaffen.

Université de Montréal
26. Februar 1990

HEIDI PATRIQUIN

Mit der Entwicklung und Einführung angiographischer Methoden war es mittels invasiver Art möglich, Einblick in morphologische Gefäßmuster der verschiedensten Abschnitte der menschlichen Organe zu gewinnen. Die Entwicklung der Sonographie ermöglichte es auf nicht invasive Methode, größere und z.T. auch kleinere Gefäße direkt darzustellen und somit Verlagerungen, Einengungen und auch andere diffizilere Veränderungen zu erfassen.

Erst mit der Entwicklung der Duplex-Doppler-Sonographie gelingt es neben der morphologischen Diagnostik größerer und kleinerer Gefäße einen quantitativen und qualitativen Einblick in das Strömungsprofil der verschiedensten Gefäße zu bekommen.

Die Duplex-Doppler-Sonographie des Abdomens bei Kindern ist eine wesentliche Bereicherung der abdominellen Diagnostik und verhältnismäßig rasch und einfach durchzuführen. Zu dem Verständnis dieser Methode und zur Erlangung der theoretischen Kenntnisse der Duplex-Doppler-Sonograpie bei abdominellen Veränderungen bei Kindern dient dieses vorliegende Buch.

Frau Doz. Dr. Vergesslich hat sich in den letzten Jahren besonders viel mit dieser Methode beschäftigt. Ich bin überzeugt, daß dieses vorliegende Buch zur weiteren Verbreitung der abdominellen Duplex-Doppler-Sonographie bei Kindern beiträgt.

Wien, August 1990 Univ. Prof. Dr. W. Ponhold

Danksagung

Herrn Univ. Prof. Dr. W. Ponhold bin ich für die Förderung meiner Ausbildung in pädiatrischer Radiologie zu Dank verpflichtet. Herrn Dr. G. Mostbeck danke ich für die Durchführung der farbkodierten Doppler-Sonographien. Schließlich möchte ich Herrn Univ. Doz. Dr. W. Ulrich und Frau Dr. R. Kain für die Überlassung der histologischen Befunde meinen Dank aussprechen.

Wien, 5. Juni 1990 KLARA A. VERGESSLICH

Danksagung

Inhaltsverzeichnis

1 Einführung

1.1 Physikalische Grundlagen

Die sonographische Flußmessung in Gefäßen beruht auf dem Doppler-Effekt, welcher von dem österreichischen Physiker Johann Christian Doppler (1803–1853) im Jahre 1843 in seiner Abhandlung *Über das farbige Licht der Doppelsterne und einiger anderer Gestirne des Himmels* [3] beschrieben wurde (Abb. 1.1). Der Doppler-Effekt lautet:

Die Frequenz einer Wellenbewegung an einem Beobachtungsort ändert sich, wenn der Beobachter und das Erregungszentrum der Welle gegeneinander bewegt werden (Abb. 1.2).

Doppler erkannte diesen Effekt zuerst in seiner Anwendung auf die Farbe von Fixsternen. Ihr Licht sollte eine Blauverschiebung im Spektrum zeigen,

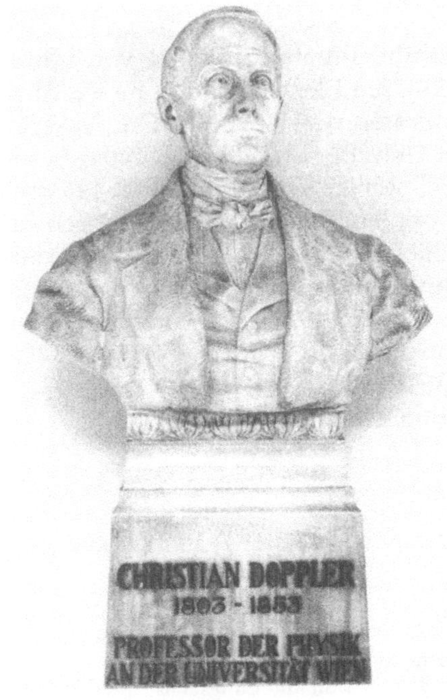

Abb. 1.1. Die Büste von Johann Christian Doppler in der Aula der Universität Wien

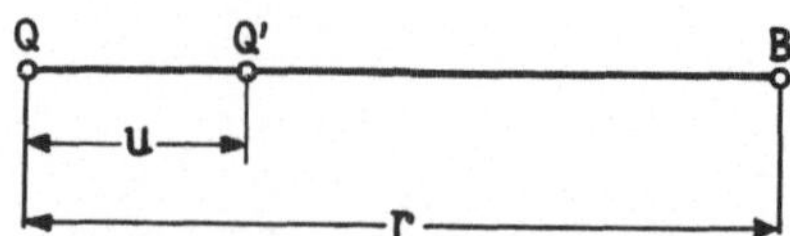

Abb. 1.2. Das Doppler-Prinzip. Wenn sich die Schallquelle *Q* mit der Geschwindigkeit *u* dem Beobachter *B* nähert, hört der Beobachter einen höheren Ton als bei ruhender Schallquelle. Entfernt sie sich dagegen vom Beobachter, dann ist *u* negativ; der wahrgenommene Ton wird tiefer; *r* Entfernung der Schallquelle *Q* vom Beobachter *B*, *Q'* Ort der Schallquelle nach 1 s. (Nach Lecher 1963)

wenn sie sich auf uns zu bewegen, und umgekehrt eine Rotverschiebung, wenn sie sich von uns entfernen. Man hat aus diesen Spektralverschiebungen direkt auf die Geschwindigkeit der Fixsternbewegungen schließen können.

Es dauerte über 100 Jahre, bis technische Lösungen für die Anwendung dieses Prinzips zur Strömungsmessung in Blutgefäßen gefunden wurden [4, 8]. Voraussetzung war die Entwicklung von mit stabiler Frequenz schwingenden Piezokristallen, die als Sender und Empfänger von Ultraschallwellen dienten und in der Lage waren, die im Vergleich zur Sendefrequenz (2–10 MHz) geringe Doppler-Verschiebung (0–20 kHz) bei den physiologisch vorkommenden Blutströmungsgeschwindigkeiten (0–1 m/s) zu registrieren.

Zwei physikalische Grundprinzipien spielen in der diagnostischen Anwendung von Doppler-Systemen eine Rolle:

1) die Reflexion hochfrequenter Ultraschallwellen an Grenzflächen unterschiedlicher akustischer Leitfähigkeit,
2) der Doppler-Effekt.

Die sonographische Flußmessung beruht auf der Streuung von Ultraschallwellen an sich bewegenden, korpuskulären Elementen, d. h. im wesentlichen an Erythrozyten mit einem Durchmesser von 7–10 μm. Die Ausbreitungsgeschwindigkeit des Ultraschalls im Gewebe beträgt etwa 1540 m/s, die Strömungsgeschwindigkeit des Blutes jedoch wenige cm/s bis maximal 125 cm/s (außer in der Aorta). Daher betragen Doppler-Frequenzverschiebungen bei der Messung der Blutströmung meist weniger als 0,1% der Ausgangsfrequenz. Diese schwachen Doppler-Signale bedürfen einer höheren Verstärkung als die Signale der Echtzeitsonographie. Die ausgesandten Ultraschallfrequenzen liegen im MHz-Bereich, die Doppler-Frequenzverschiebungen jedoch im kHz-Bereich und damit im hörbaren Wellenspektrum.

Die *Doppler-Gleichung* ist folgendermaßen definiert (Abb. 1.3):

$$\Delta f = \frac{2f \cdot v}{c} \cdot \cos\alpha \,.$$

Δf = Doppler-Frequenzverschiebung (= Differenz zwischen Sendefrequenz und reflektierter Frequenz);
f = Sendefrequenz;
v = mittlere Blutflußgeschwindigkeit;
c = Ausbreitungsgeschwindigkeit des Ultraschalls im Gewebe (1540 m/s);
α = Einfallswinkel (= Winkel zwischen Doppler-Schallstrahl und Längsachse des Gefäßes).

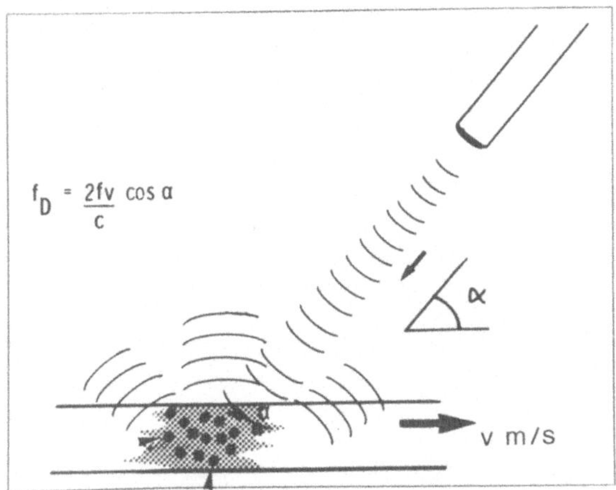

Abb. 1.3. Der Doppler-Effekt zur Flußmessung in Gefäßen. Ein einfallender Schallstrahl mit der Frequenz f wird durch Erythrozyten (◂◂) gestreut. Als Folge des Doppler-Effekts hat der reflektierte Schallstrahl eine Frequenz, die um F_D, die Doppler-Frequenzverschiebung, höher ist. v mittlere Blutflußgeschwindigkeit, c Ausbreitungsgeschwindigkeit des Ultraschalls im Gewebe, α Winkel zwischen Ultraschall und der Blutströmungsrichtung. (Nach Taylor 1984)

Aus der Doppler-Frequenzverschiebung Δf kann gesetzmäßig auf die Blutflußgeschwindigkeit v geschlossen werden [5]:

$$v = \frac{\Delta f \cdot c}{2f \cdot \cos \alpha}.$$

Die Größe des Einfallswinkels α hat einen wesentlichen Einfluß auf die Berechnung der Blutflußgeschwindigkeit. Beträgt der Winkel zwischen Doppler-Schallstrahl und der Längsachse des Gefäßes 90°, so ist keine Geschwindigkeitsberechnung möglich ($\cos 90° = 0$). Um eine annähernd korrekte Messung der Blutflußgeschwindigkeit durchführen zu können, muß der Einfallswinkel zwischen 30° und 60° liegen [10].

1.2 Methode

Prinzipiell stehen zur Doppler-Flußmessung 2 verschiedene Meßanordnungen zur Verfügung: das kontinuierliche („continuous wave", CW) und das gepulste („pulsed wave", PW) Meßverfahren (Abb. 1.4). Obwohl beide Meßmethoden auf dem gleichen Prinzip beruhen, weisen sie dennoch wesentliche technische Unterschiede auf, die für die klinische Anwendung von Bedeutung sind.

Beim CW-Doppler-Verfahren wird ein Paar kontinuierlich schwingender piezoelektrischer Kristalle verwendet, wobei ein Kristall als Sender und ein zweiter als Empfänger der Schallwellen dient. Mit dieser Methode ist jede Geschwindigkeit meßbar, sofern die Doppler-Frequenzverschiebung ermittelt werden kann. Der Nachteil des CW-Verfahrens besteht jedoch darin, daß eine exakte Tiefenbegrenzung der untersuchten anatomischen Region nicht möglich ist, da die Summationsgeschwindigkeit mehrerer unterhalb des Schallkopfs befindlicher Gefäße registriert wird.

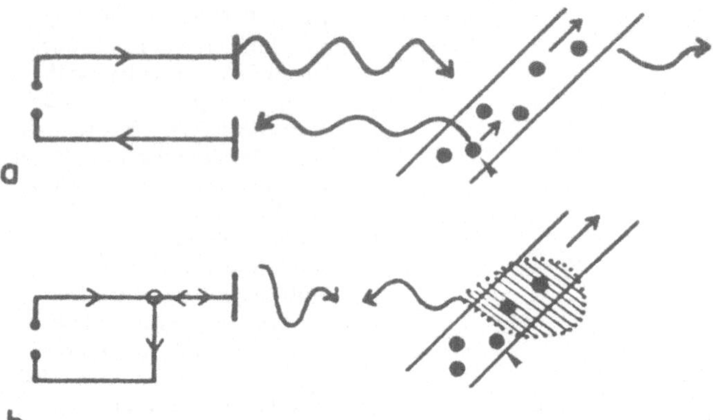

Abb. 1.4 a, b. Prinzip der CW- und PW-Doppler-Flußmessung. **a** CW-Doppler: Ein Kristall sendet einen kontinuierlichen Ultraschallstrahl ins Gewebe. Nach Streuung durch die Erythrozyten (◂◂) wird der Ultraschallstrahl von einem zweiten Kristall empfangen. **b** PW-Doppler: Ein einzelner Kristall wird zum Aussenden und Empfangen der Schallimpulse verwendet. Die ausgesandten und empfangenen Signale sind zeitlich voneinander getrennt. Die Doppler-Messung erfolgt in einem definierten Areal, dem „Meßvolumen" (*schraffierte Fläche*). (Nach Straßburg 1983)

Beim PW-Doppler-Verfahren enthält der Schallkopf nur einen Kristall, der gleichzeitig als Sender und Empfänger dient. Ein kurzer Ultraschallimpuls mit einer bestimmten Pulsrepetitionsfrequenz (PRF) wird ausgesandt. Das reflektierte Signal wird während einer Sendepause vom Schallkopf aufgenommen, ausgesandte und empfangene Ultraschallimpulse sind zeitlich voneinander getrennt. Die Laufzeit von Ultraschallimpulsen vom Schallkopf zum untersuchten Gefäß und zurück limitiert die maximale PRF:

$$\mathrm{PRF}_{\max} = \frac{c}{2d}\,.$$

PRF = Repetitionsrate der Schallimpulse ("pulse repetition frequency");
c = 1540 m/s (Geschwindigkeit des Ultraschalls im Gewebe);
d = Abstand des Schallkopfs vom sich bewegenden Objekt (Blutsäule des Gefäßes).

Werden tieferliegende Gefäße untersucht, muß die Repetitionsrate niedriger sein, da der Ultraschallimpuls vom Sender zum Gefäß und zurück eine längere Zeitspanne benötigt. Beim PW-Doppler-Verfahren erfolgt die Messung in einem genau definierten Areal, dem sog. Meßvolumen. Das Meßvolumen hat die Form eines Zylinders, dessen Längenausdehnung vom Untersucher durch eine im Schallkopf integrierte Markierung eingestellt werden kann.

Durch Kombination des PW-Doppler-Verfahrens mit einem Echtzeitultraschallgerät kann neben der Registrierung der Doppler-Flußkurve gleichzeitig die bildliche Darstellung des untersuchten Gefäßes erfolgen. Mit diesem Verfahren, der Duplexsonographie, ist eine exakte Ausrichtung des Schallkopfs auf das zu untersuchende Gefäß und die Messung des Einfallswinkels möglich. Auf diese Weise kann die Blutströmung eines Gefäßes isoliert erfaßt und das gesamte Geschwindigkeitsspektrum dargestellt werden.

1.3 Grenzen der Methode

Gewisse technische Grenzen des Duplexverfahrens sind bei der Untersuchung zu berücksichtigen, um Artefakte zu vermeiden. Sowohl mit zunehmender Frequenz als auch mit zunehmender Eindringtiefe können nur geringere Geschwindigkeitsmaxima erfaßt werden. Nach dem *Nyquist-Theorem* entspricht die maximal erfaßbare Doppler-Frequenzverschiebung Δf_{max} der Hälfte der Pulsrepetitionsfrequenzrate:

$$\Delta f_{max} = \frac{\mathrm{PRF}}{2} .$$

Da die Pulsrepetitionsfrequenz $\frac{c}{2d}$ beträgt, ergibt sich durch Kombination der Doppler-Gleichung mit dem Nyquist-Theorem folgende Beziehung:

$$v_{max} = \frac{1}{4} \cdot \frac{c^2}{2f \cdot d \cdot \cos\alpha};$$

v_{max} = maximal detektierbare Geschwindigkeit;
c = 1540 m/s (konstant);
f = Sendefrequenz;
d = Abstand vom sich bewegenden Objekt;
α = Einfallswinkel.

Blutflußgeschwindigkeiten, die hochfrequente Doppler-Frequenzverschiebungen hervorrufen sollten, können zum sog. „aliasing"-Phänomen führen

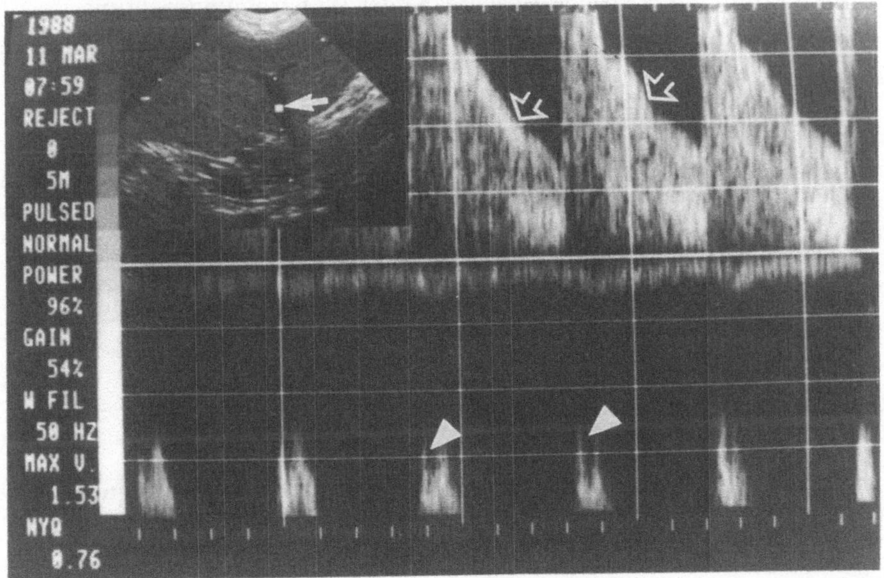

Abb. 1.5. „Aliasing"-Phänomen. Hohe Blutflußgeschwindigkeit der A. lienalis bei Splenomegalie. Meßvolumen (←) in A. lienalis im Milzhilus. Systolische Spitzen (◂◂) konnten nicht mehr innerhalb der Hüllkurve (⇦) registriert werden

(Abb. 1.5). Dies kommt dann zustande, wenn die erwartete Doppler-Frequenzverschiebung mehr als die Hälfte der Pulsrepetitionsrate der Ultraschallimpulse beträgt. Daher können hohe Blutflußgeschwindigkeiten mit dem gepulsten Verfahren im Unterschied zum kontinuierlichen Verfahren nicht erfaßt werden. Im Gegensatz dazu muß die Pulsrepetitionsrate bei der Untersuchung tiefergelegener Gefäße niedriger sein, da der Ultraschallimpuls vom Sender zum Gefäß und zurück eine längere Zeitspanne benötigt. Hohe Blutflußgeschwindigkeiten, ein kleiner Winkel zwischen Ultraschallstrahl und Gefäßachse, hohe Sendefrequenzen und tiefgelegene Gefäße begünstigen das Auftreten dieses Artefakts. Die neuen Duplexgeräte mit hohen Pulsrepetitionsraten wurden dahingehend entwickelt, hohe Geschwindigkeiten ohne „aliasing" aufzuzeichnen. Zusätzlich kann der Untersucher selbst durch das sog. „zero-shift" die Doppler-Frequenzanteile richtig positionieren und damit das „aliasing" verhindern.

1.4 Dokumentation

Die Doppler-Frequenzverschiebung kann auf 3 Arten dargestellt werden:

1) akustisch mit Hilfe eines Lautsprechers (Doppler-Frequenzverschiebung liegt im hörbaren Bereich),
2) graphisch auf einem Monitor,
3) seit kurzem durch farbige Wiedergabe der Blutströmungsrichtung.

Das farbkodierte Doppler-Spektrum wird dem zweidimensionalen Bild überlagert.

Eine adäquate graphische Darstellung des Doppler-Signals ist die Voraussetzung für eine erfolgreiche klinische Anwendung. Es gibt verschiedene Signalverarbeitungssysteme, von denen einige in den handelsüblichen Geräten bereits eingebaut sind. Die heute am weitesten verbreitete Methode einer digitalen Frequenzanalyse stellt die schnelle Fourier-Transformation dar. Kurze Perioden des Doppler-Signals (Dauer 1 – 10 ms) werden digitalisiert und mathematisch bezüglich ihrer Frequenz analysiert. Die unterschiedliche Geschwindigkeit der Erythrozyten wird in einzelne Elemente zerlegt:

1) Geschwindigkeitsachse,
2) Intensitätsachse (einzelne Graustufen),
3) Zeitachse.

Eine qualitative Aussage kann bereits durch Inspektion des Frequenzspektrums erfolgen, zusätzlich sind quantitative Messungen möglich.

1.5 Untersuchungstechnik

Die Untersuchungen werden in Rückenlage oder in Seitenlage des Patienten durchgeführt. Zur Vermeidung von Darmgasüberlagerungen sollten die Untersuchungen möglichst in nüchternem Zustand bzw. bei Säuglingen oder Kleinkindern vor Fütterung der nächsten Mahlzeit durchgeführt werden. Eine Sedierung ist mit Ausnahme von Einzelfällen nicht notwendig. Da nur die Aorta und ihre großen Äste (Truncus coeliacus, A. mesenterica superior) keine asynchrone Bewegung zeigen, ist es ratsam, die Flußmessungen standardisiert in mittlerer Inspirationslage durchzuführen. Bei kleineren Kindern ist dies allerdings aufgrund der fehlenden Kooperation nicht möglich. Der Schallkopf wird nach Applikation eines Kontaktgels auf die Bauchhaut aufgesetzt und zunächst im Echtzeitbild der Doppler-Schallstrahl in das zu untersuchende Gefäß plaziert. Dabei soll der Winkel zwischen Doppler-Schallstrahl und der Längsachse des Gefäßes zwischen 30° und 60° liegen.

Zur Ausschaltung störender Wandbewegungen des Gefäßes, die ebenfalls zu Doppler-Signalen führen, wird ein Hochpaßfilter verwendet. Je nach der zu erwartenden Doppler-Frequenzverschiebung und damit der Blutströmungsgeschwindigkeit wird es auf eine Frequenz zwischen 50 und 200 Hz (bei den meisten im Handel befindlichen Geräten) eingeschaltet, wobei dadurch auch Doppler-Frequenzen bis zur jeweiligen Filterfrequenz ausgeblendet werden. Daher wird man bei der Untersuchung eines venösen Gefäßes (z. B. V. portae), in welchem man eine niedrige Strömungsgeschwindigkeit erwartet, ein niedriges Hochpaßfilter einschalten (50 Hz), in der Aorta abdominalis hingegen mit hohen Spitzengeschwindigkeiten ein Hochpaßfilter zwischen 100 und 200 Hz.

Nach Einfrieren des Echtzeitbildes erscheint durch Auslösung der Doppler-Messung die Doppler-Flußkurve entweder auf dem gleichen oder auf einem zweiten Monitor. Bei einigen Geräten ist ein simultanes Mitlaufen des Echtzeitbildes und der Doppler-Flußkurve möglich. Gleichzeitig wird die Doppler-Frequenzverschiebung durch ein akustisches Signal wiedergegeben. Durch minimale Neigung des Schallkopfs während der Aufzeichnung kann das Meßvolumen jeweils in die optimale Position gebracht werden. Es sollten nur Doppler-Flußkurven mit einem maximalen Flußsignal von mindestens 5 s für die Auswertung herangezogen werden. Die Untersuchungsdauer ist im Durchschnitt, je nach Kooperation des Kindes, anatomischer Lage des untersuchten Gefäßes und der Grunderkrankung, zwischen 10 und 15 min anzusetzen.

1.6 Auswertung der Doppler-Flußkurven

Bei der Auswertung der Doppler-Flußkurven ist prinzipiell die Beurteilung folgender Parameter möglich:

1) Nachweis einer Blutströmung und damit Differenzierung zwischen vaskulären und avaskulären Strukturen,
2) Nachweis eines Gefäßverschlusses,
3) Charakterisierung des Strömungsprofils, d. h. Entscheidung, ob es sich um eine arterielle oder venöse Strömung handelt,
4) Bestimmung der Blutströmungsrichtung,
5) Bestimmung der Blutströmungsgeschwindigkeit und, in einzelnen Gefäßen, des Blutflußvolumens.

Zu 1) Durch den Nachweis einer Strömung in einer echofreien anatomischen Struktur kann deren vaskulärer Charakter festgestellt werden. In der Praxis spielt dies z. B. eine Rolle bei der Differenzierung zwischen einem dilatierten Gallengang und dem Hauptstamm der V. portae, pankreatischen Pseudozysten oder peripankreatischen Lymphknoten und Kollateralgefäßen [2], (Abb. 1.6).

Zu 2) Ein fehlendes Flußsignal weist auf einen Gefäßverschluß hin, z. B. bei Pfortader- oder Lienalisthrombose.

Zu 3) Eine arterielle Strömung zeigt ein pulsatiles Flußmuster, wobei in Systole und Diastole unterschiedliche Amplituden registriert werden. Je nach Gefäßwiderstand findet sich ein charakteristisches Strömungsprofil, wobei primär zwischen einem Gefäßsystem mit niedrigem und einem Gefäßsystem mit hohem Gefäßwiderstand unterschieden wird.

Das Strömungsprofil eines Gefäßsystems mit niedrigem Gefäßwiderstand ist durch einen Blutfluß niedriger Pulsatilität gekennzeichnet. In der Systole kommt es zu einem raschen Anstieg der Strömungsamplitude, in der Diastole wird die Amplitude kontinuierlich niedriger bis zum Wiederanstieg in der nächsten Systole. Die diastolische Flußamplitude ist breit, die Strömung ist unidirektional, sie erfolgt in Systole und Diastole in die gleiche Richtung. Ein arterielles Gefäßsystem mit niedrigem Gefäßwiderstand stellt die renovaskuläre Zirkulation dar (Abb. 1.7), außerdem die über den Truncus coeliacus und dessen Äste versorgten Organsysteme (Leber: A. hepatica, Milz: A. lienalis).

Von proximal nach distal nimmt der Gefäßwiderstand und damit die Pulsatilität der Gefäße zu. Die Extremitätenarterien repräsentieren Arterien mit hohem Gefäßwiderstand. Hier ist die Doppler-Flußkurve gekennzeichnet durch ein bidirektionales Strömungsprofil: initial systolischer Vorwärtsfluß hoher Amplitude, gefolgt von einer starken Strömungsverlangsamung in der frühen Diastole bzw. sogar einer kurzfristigen Stromumkehr (DIP), bedingt durch den hohen Gefäßwandtonus. Schließlich kehrt die Strömung zur Nullinie zurück, und es kommt wiederum zu einem geringen Vorwärtsfluß in der späten Diastole (Abb. 1.8). Dieses Strömungsprofil kann bereits in der A. iliaca externa abgeleitet werden und setzt sich dann in die A. femoralis und ihre Äste fort.

Ein venöses Doppler-Flußmuster ist charakterisiert durch eine annähernd kontinuierliche, unidirektionale Strömung niedriger Amplitude, d. h. niedriger Geschwindigkeit, wobei je nach Lage des Gefäßes in geringem Ausmaß auch

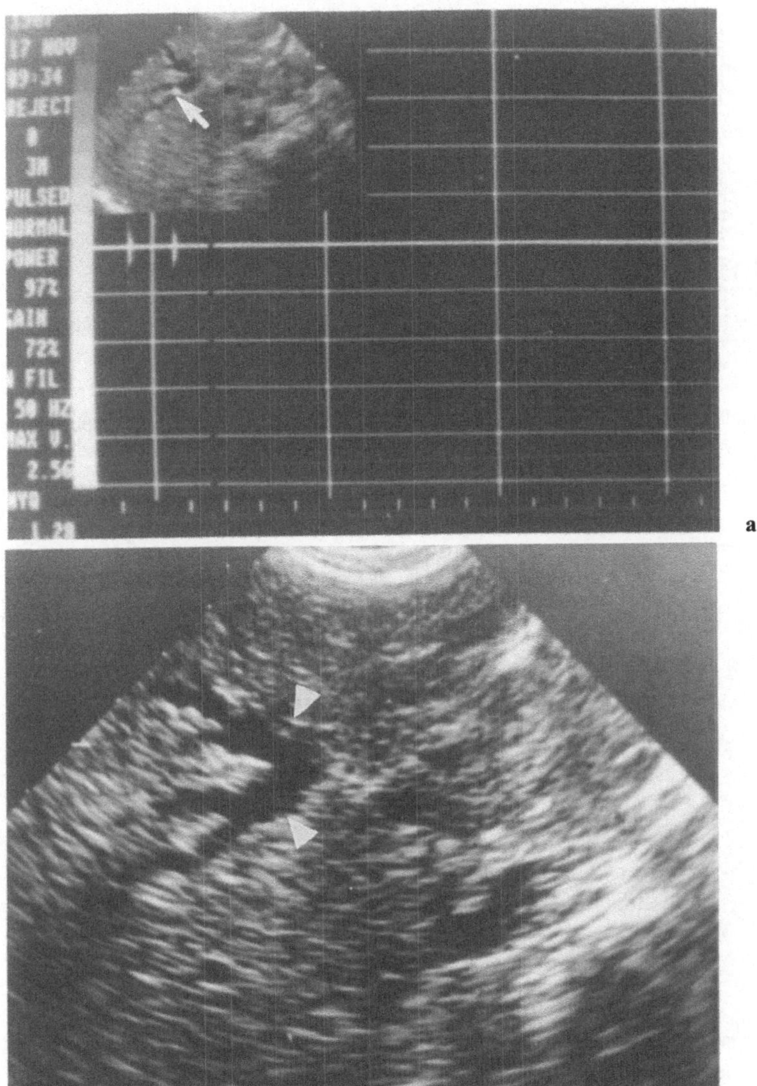

Abb. 1.6. **a** Oberbauchsubkostalschnitt. 3 Jahre altes Mädchen, Status nach Lebertransplantation. Im rechten Leberlappen mehrere radiär verzweigte, echofreie Strukturen: Gefäße? dilatierte Gallengänge? **b** Meßvolumen (◂) des Doppler-Schallstrahls in einem dieser Strukturen plaziert: keine Blutströmung. Diagnose: dilatierter Gallengang

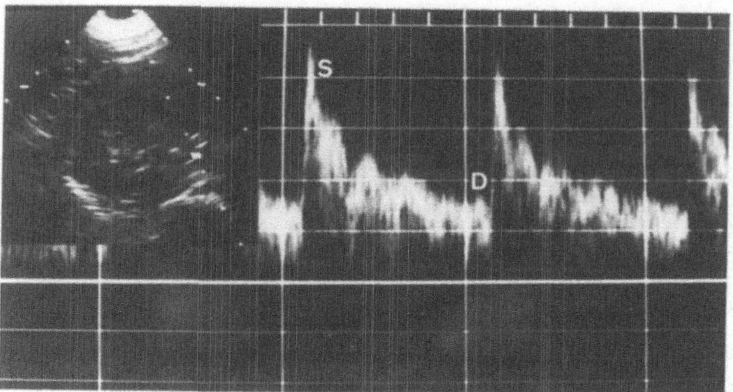

Abb. 1.7. Arterielles Flußmuster bei niedrigem Gefäßwiderstand. A. renalis: unidirektionale Strömung niedriger Pulsatilität. *S* maximale systolische Amplitude, *D* enddiastolische Amplitude

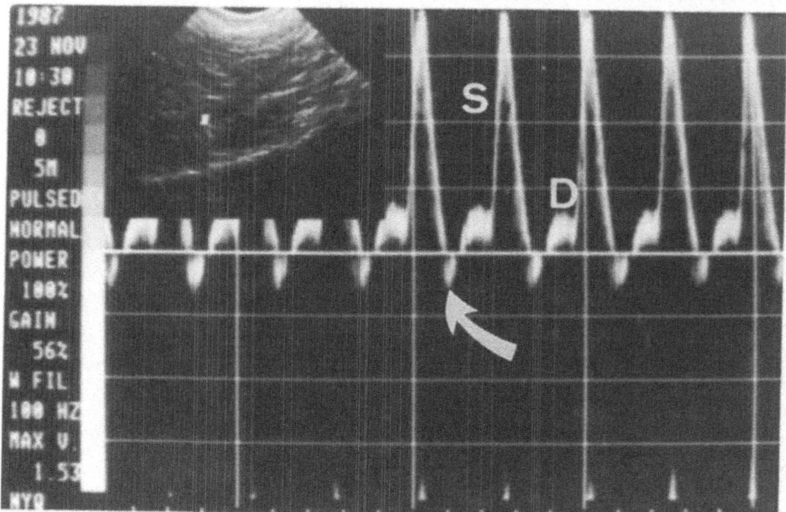

Abb. 1.8. Arterielles Flußmuster bei hohem Gefäßwiderstand. A. poplitea: bidirektionale Strömung hoher Pulsatilität. *S* maximale systolische Amplitude, ←: DIP (kurzfristige Stromumkehr), *D* enddiastolische Amplitude

respiratorische und kardiale Schwankungen mehr oder weniger ausgeprägt erscheinen (Abb. 1.9).

Zu 4) Bei einer Strömung in Richtung auf die Doppler-Sonde ergibt sich eine positive Doppler-Verschiebung, die Doppler-Kurve ist oberhalb der Nullinie registrierbar; bei entgegengesetzter Strömungsrichtung findet sich eine negative Doppler-Verschiebung, die Doppler-Kurve befindet sich unterhalb der Nullinie. Dadurch läßt sich aus dem Doppler-Signal auch die Strömungsrichtung bestimmen.

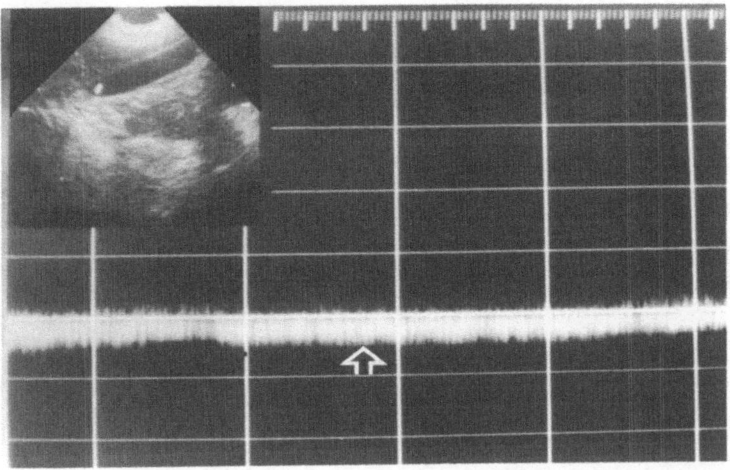

Abb. 1.9. Venöses Flußmuster. V. femoralis: kontinuierliche, unidirektionale Strömung niedriger Amplitude (= niedriger Geschwindigkeit). ⇦ Maximum der Amplitude

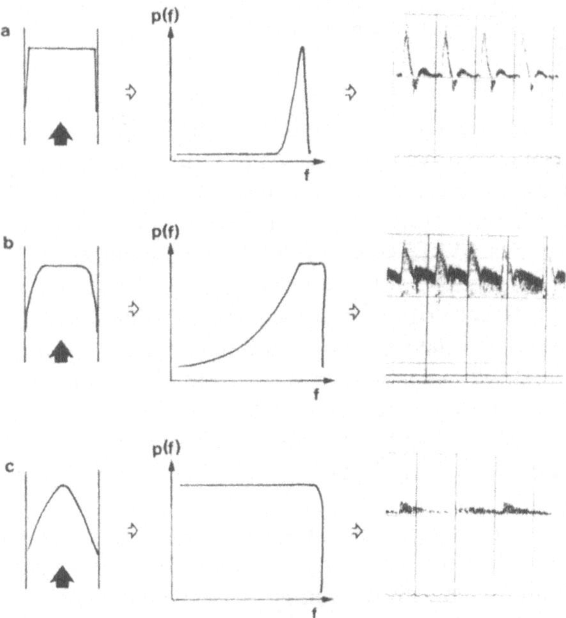

Abb. 1.10 a–c. Beispiele für die Beziehung zwischen Strömungsprofil und Doppler-Spektrum (nach Taylor 1984 [11]). **a** Kolbenprofil: Nahezu alle Teilchen entlang des Gefäßquerschnittes bewegen sich mit der gleichen Geschwindigkeit (in großen arteriellen Gefäßen, z. B. Aorta). **b** Intermediäres Profil: Modifiziertes Kolbenprofil. Teilchen entlang der Gefäßwand bewegen sich mit niedrigeren Geschwindigkeiten (z. B. Truncus coeliacus). **c** Paraboloides Profil: Im Zentrum des Gefäßes Geschwindigkeitsmaximum, kontinuierliche Abnahme der Geschwindigkeit vom Zentrum bis in die Peripherie des Gefäßes (in kleinen Gefäßen). $p(f)$ Häufigkeit (Frequenz), f Frequenz

Zu 5) Verschiedene experimentelle Untersuchungen beschäftigten sich mit der Entwicklung von Methoden zur Geschwindigkeitsmessung in Blutgefäßen [1, 6]. Es handelte sich dabei teilweise um komplizierte mathematische Modelle. In den handelsüblichen Duplexultraschallgeräten erfolgt die Bestimmung der Strömungsgeschwindigkeit computergesteuert unter Zuhilfenahme der Doppler-Frequenzverschiebung, wobei bei der Messung eine Winkelkorrektur mit-

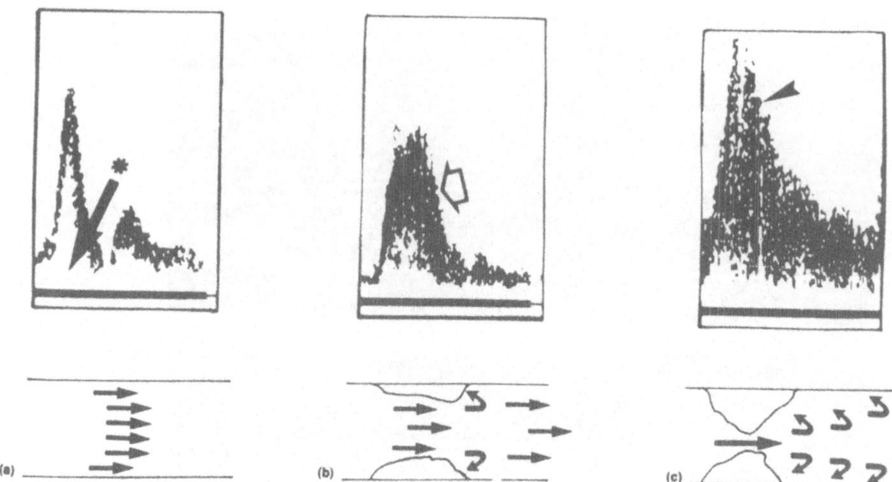

Abb. 1.11 a–c. Schematische Darstellung des Effekts von Turbulenzen auf die Doppler-Flußkurve. **a** Laminare Strömung. Das Fenster unterhalb der Hüllkurve (◄–/*) ist Folge der geringen Geschwindigkeitsunterschiede entlang des Gefäßquerschnitts. **b** Spektralverbreiterung durch Turbulenzen (⇦). **c** Kritische Stenose resultiert in hoher Doppler-Frequenzverschiebung (◄) und Spektralverbreiterung. (Nach Taylor 1984 [11])

berücksichtigt wird. Die Umgrenzung der Doppler-Kurve (die Hüllkurve) entspricht der Änderung der maximalen Flußgeschwindigkeit nach der Zeit. Zusätzlich kann aus der Verteilung der Frequenzen auf die Verteilung der Flußgeschwindigkeiten entlang des Gefäßvolumens geschlossen werden; dies gibt eine Information über die Art des Blutflusses innerhalb eines Gefäßes, z. B. Kolbenprofil, intermediäres oder paraboloides Strömungsprofil (Abb. 1.10).

Darüber hinaus ist die Unterscheidung zwischen einer laminaren und einer turbulenten Strömung möglich. Die Doppler-Flußkurve einer laminaren Strömung ist gekennzeichnet durch ein Fenster unterhalb der Hüllkurve (Abb. 1.11 a) als Zeichen für die geringen Unterschiede entlang des Gefäßquerschnitts. Turbulenzen führen einerseits zu einer Spektralverbreiterung (Abb. 1.11 b), andererseits zum Auftreten hoher Geschwindigkeiten (Abb. 1.11 c).

Die Duplexsonographie kann auch zur Bestimmung des Blutflußvolumens herangezogen werden. Aus dem Produkt von mittlerer Blutflußgeschwindigkeit und Gefäßquerschnitt kann das Blutflußvolumen berechnet werden:

$$F = v \cdot Q \,.$$

$$F = \frac{c}{2f} \cdot \frac{\Delta f \cdot \pi \cdot r^2}{\cos \alpha} \,.$$

F = Blutflußvolumen;
v = Blutflußgeschwindigkeit;
Q = Gefäßquerschnitt;
c = Ausbreitungsgeschwindigkeit des Ultraschalls im Gewebe (1540 m/s);

f = Sendefrequenz;
Δf = Doppler-Frequenzverschiebung;
α = Einfallswinkel;
r = Gefäßradius.

Man sollte sich jedoch der Schwierigkeiten und der Fehlerquellen bei der Bestimmung des Flußvolumens im klaren sein. Da der Gefäßradius mit dem Quadrat in die Formel eingeht, können bereits gringgradige Meßfehler (insbesondere bei kleinem Gefäßdurchmesser) zu großen Schwankungen in der Berechnung des Gefäßquerschnitts führen. Das untersuchte Gefäß muß also eine gewisse Größe aufweisen, damit der Gefäßquerschnitt genau ausgemessen werden kann bzw. ein konstanter Einfallswinkel gewährleistet ist. Der optimale Gefäßdurchmesser liegt zwischen 4 und 8 mm [8]. Weiterhin ist zu berücksichtigen, daß sich in Arterien der Gefäßdurchmesser in Abhängigkeit vom Herzzyklus ändert. Unter Beachtung dieser Produkte können in einzelnen Gefäßen reproduzierbare Resultate erzielt werden, wobei sich in erster Linie die V. portae aufgrund ihrer anatomischen Lokalisation (geradstreckiger Verlauf in der Porta hepatis) und ihrer Größe für die Bestimmung von Flußvolumina eignet.

Literatur

1. Angelsen BAJ, Kristoffersen K (1983) Discrete time estimation of the mean Doppler frequency in ultrasonic blood velocity measurements. Trans Biomed Eng 30:207–214
2. Czembirek H, Leitner H, Gritzmann N (1985) Verschluß oder Stenose der stenoportalen Achse. Zusatzinformation durch Duplexsonographie? ROFO 143:530–533
3. Doppler JC (1943) Über das farbige Licht der Doppelsterne und einiger anderer Gestirne des Himmels. Abhandlung der Königl. Böhmischen Gesellschaft der Wissenschaften Sers 2:465–482
4. Franklin DI, Schlegel W, Rushmer RS (1961) Blood flow measurement by Doppler frequency shift on backscattered ultrasound. Science 134:564–565
5. Gill RW (1979) Pulsed Doppler with B-mode imaging for quantiative blood flow measurement. Ultrasound Med Biol 5:223–235
6. Kassam MS, Cobold RSC, Johnston KW, Graham CM (1982) Method for estimating the Doppler mean velocity waveform. Ultrasound Med 8:537–544
7. Schreiber H (Hrsg) (1963) Lecher, Lehrbuch der Physik für Mediziner und Biologen. Teubner, Leipzig, S 159
8. Satomura S (1957) Ultrasonic Doppler method for the inspection of cardiac function. J Acoust Soc Am 29:1181–1185
9. Straßburg MH (1983) Dopplersonographische Diagnostik intrakranieller Blutungen beim Neugeborenen. In: Haller U, Wille L (Hrsg) Diagnostik intrakranieller Blutungen beim Neugeborenen. Springer, Berlin Heidelberg New York, S 34
10. Taylor KJW, Burns BN, Woodcock JP, Wells PNT (1985) Blood flow in deep abdominal and pelvic vessels: ultrasonic pulsed-Doppler analysis. Radiology 154:487–493
11. Taylor KJW, Burns PN (1984) Doppler ultrasound: continuous and pulsed, superficial and deep. In: Goldberg BB (ed) Syllabus categorical course in ultrasound. The Radiological Society of North America. Philadelphia, pp 139–169

2 Gastrointestinale Duplexsonographie

Die verschiedenen intraabdominellen Gefäße zeigen ein unterschiedliches Strömungsprofil, aufgrund dessen die Zuordnung zu einem bestimmten Gefäßsystem teilweise möglich ist (Abb. 2.1). Das Wandfilter sollte bei der Darstellung arterieller Gefäße zwischen 100 und 200 Hz, bei der Darstellung venöser Gefäße möglichst niedrig, d. h. bei 50 Hz eingestellt werden, um Bewegungsartefakte der Gefäßwand, und der angrenzenden Organe auszuschalten [7]. Aufgrund der engen Nachbarschaft vieler Gefäße ist es günstig, das Meßvolumen möglichst klein, z. B. bei 1,5 mm Längenausdehnung, einzustellen.

2.1 Arterielles Flußprofil

2.1.1 Aorta abdominalis

Zur Darstellung der Aorta abdominalis wird das Gefäß in seiner Längsrichtung eingestellt (Abb. 2.2), wobei das Meßvolumen möglichst in die Mitte des Gefäßlumens plaziert wird. Es handelt sich um ein Gefäßsystem mit hohem Gefäßwiderstand, wobei dieser charakteristischerweise von proximal nach distal zunimmt. Die Doppler-Flußkurve weist demnach eine niedrige diastolische Amplitude auf. In den distalen Abschnitten der Aorta abdominalis wird die Flußamplitude aufgrund des hohen Gefäßwiderstands in den Extremitätenarterien sogar negativ (diastolischer DIP = Rückwärtsfluß). Da sich die Erythrozyten entlang des Gefäßquerschnitts mit fast gleicher Geschwindigkeit fortbewegen, zeigt sich im Doppler-Flußsignal ein deutliches Fenster unterhalb der Hüllkurve.

2.1.2 Truncus coeliacus

Das erste große Gefäß, welches aus der Aorta abdominalis kaudal der Zwerchfellkuppe entspringt, ist der Truncus coeliacus. Dieser kann im Oberbauchlongitudinalschnitt gut dargestellt werden (Abb. 2.3). Im Unterschied zur Aorta abdominalis findet sich im Truncus coeliacus ein Doppler-Signal, welches charakteristisch für ein arterielles Gefäßsystem mit niedrigem Gefäßwiderstand ist. Die Aufzweigung des Truncus coeliacus in A. hepatica communis und A.

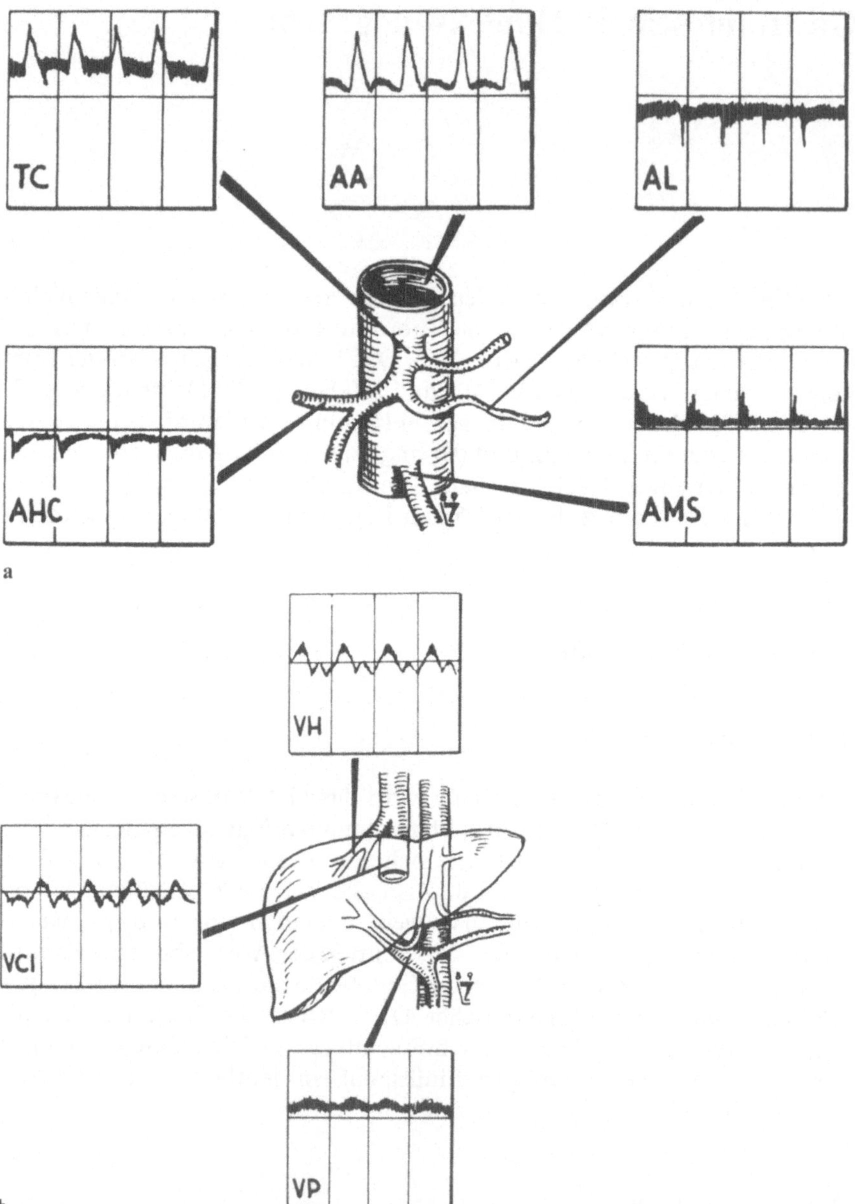

Abb. 2.1. **a** Schematische Darstellung der Anatomie der Aorta abdominalis und ihrer großen Äste. Gefäßwiderstand nimmt von proximal nach distal zu. *AA* Aorta abdominalis, *TC* Truncus coeliacus, *AHC* A. hepatica communis, *AL* A. lienalis, *AMS* A. mesenterica superior. **b** Schematische Darstellung der Anatomie der großen intraabdominellen Venen. *VCI* V. cava inferior, *VH* Vv. hepaticae, *VP* V. portae (nach Taylor [9])

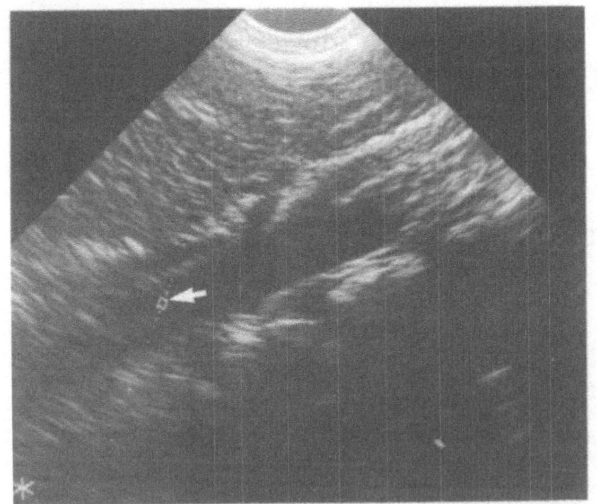

a

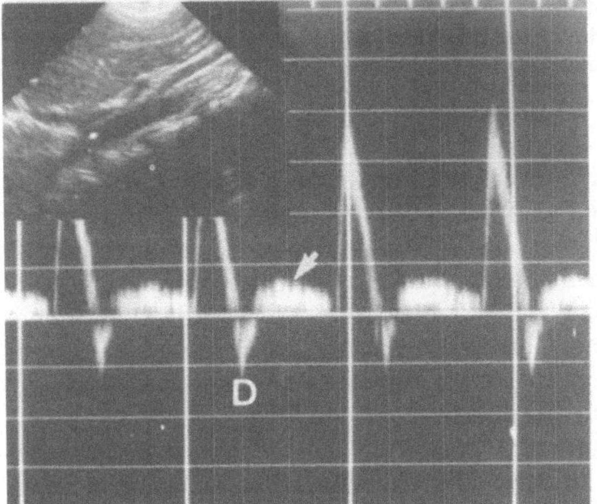

b

Abb. 2.2a, b. Doppler-Flußkurve der Aorta abdominalis. **a** Meßvolumen (←) in der Mitte des Gefäßlumens. **b** Doppler-Flußsignal aus Meßvolumen in **a**: arterielle Strömung hoher Pulsatilität. Diastolische Strömungsamplitude zeigt negativen Rückwärtsfluß in früher Diastole (*D* DIP) durch hohen peripheren Gefäßwiderstand, gefolgt von spätdiastolischem Vorwärtsfluß (←) niedriger Geschwindigkeit

lienalis ist am besten im Oberbauchtransversalschnitt zu dokumentieren. Der Truncus coeliacus wird im Querschnitt abgebildet, wobei links und rechts die beiden Aufzweigungen in der Gefäßlängsrichtung zur Darstellung kommen (Abb. 2.4). Auch in diesen beiden Gefäßen ist das Strömungsprofil das eines Gefäßes mit niedrigem Gefäßwiderstand, d. h. mit breiter diastolischer Strömungsamplitude.

Eine der schwierigsten Regionen in der sonographischen Identifikation stellt die Porta hepatis dar. Die Differenzierung zwischen V. portae und dem Ductus choledochus ist mit Hilfe der Echtzeitsonographie möglich, wobei der Ductus choledochus normalerweise ventrolateral and parallel zur V. portae verläuft. Die A. hepatica communis kreuzt in der Regel ventral der V. portae, aber dorsal des Ductus choledochus die Porta hepatis [1]. Vielfach ist die Differenzierung zwischen Ductus choledochus und A. hepatica mit der Echt-

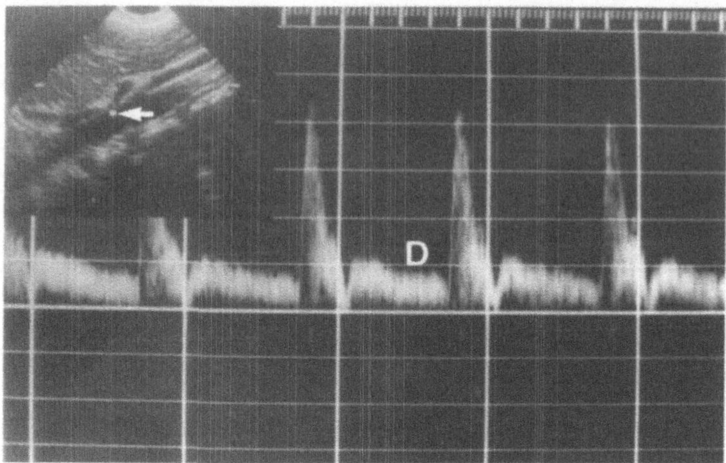

Abb. 2.3. Doppler-Flußkurve des Truncus coeliacus. Meßvolumen (←) im Ursprung des Truncus coeliacus aus der Aorta abdominalis. Doppler-Flußsignal: arterielle Strömung niedriger Pulsatilität. Breite diastolische Strömungsamplitude (*D*)

zeitsonographie nicht möglich. Hier erweist sich die Duplexsonographie in der Differentialdiagnose als hilfreich (Abb. 2.5). Insbesondere bei Erweiterung der A. hepatica communis im Rahmen einer portalen Hypertension ist die Unterscheidung vom normal weiten Ductus choledochus oft schwierig.

Das „Doppelflintenphänomen" als Zeichen eines erweiterten Ductus choledochus ist trügerisch. Durch Nachweis des chrakteristischen Strömungsprofils in der fraglichen echofreien Struktur kann diese Doppler-sonographisch leicht als A. hepatica communis identifiziert werden [4].

Besondere Bedeutung kommt der Darstellung der A. hepatica nach Durchführung einer Lebertransplantation zu. Die frühzeitige Erfassung von Komplikationen ist für das Erhalten des Transplantats von ausschlaggebender Bedeutung. In der frühen postoperativen Phase ist die Lebensfähigkeit des Transplantats von der Blutversorgung über die A. hepatica abhängig. Der Verschluß der A. hepatica stellt bei Kindern eine häufigere Komplikation als bei Erwachsenen dar (11,8% bei Kindern; 3,4% bei Erwachsenen) und verlangt eine rasche chirurgische Intervention [10]. Mit Hilfe der Duplexsonographie kann aufgrund eines fehlenden Flußsignals der A. hepatica bzw. ihrer Äste die Diagnose gestellt werden. Weiterhin stellt die akute vaskuläre Abstoßungskrise eine gefürchtete Komplikation nach Lebertransplantation dar. Doppler-

---

Abb. 2.4a–c. Doppler-Flußkurve der A. hepatica und der A. lienalis. **a** Oberbauchquerschnitt: Der Truncus coeliacus (*) teilt sich in A. hepatica communis (←) und A. lienalis (◂). **b** Doppler-Flußsignal der A. hepatica: arterielle Strömung niedriger Pulsatilität. Breite diastolische Strömungsamplitude (*D*). **c** Doppler-Flußsignal der A. lienalis: arterielle Strömung niedriger Pulsatilität. Breite diastolische Strömungsamplitude (*D*)

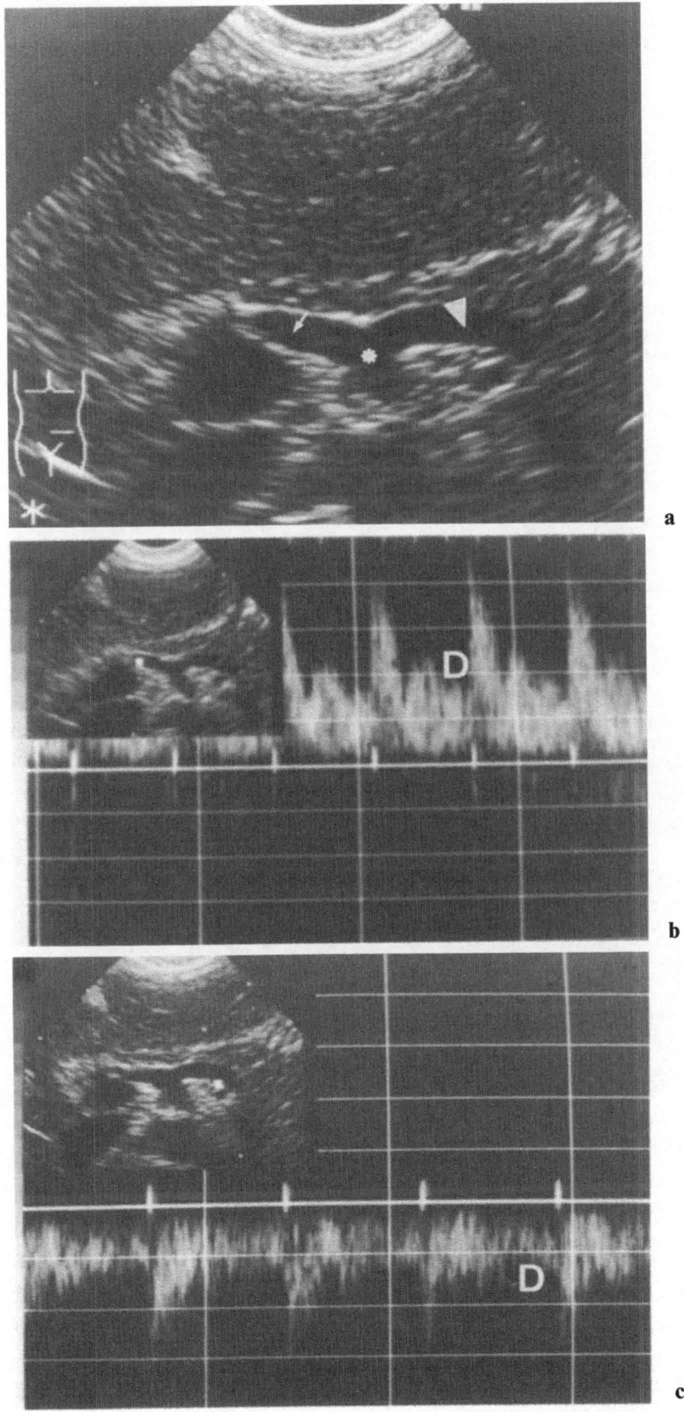
a
D
b
D
c

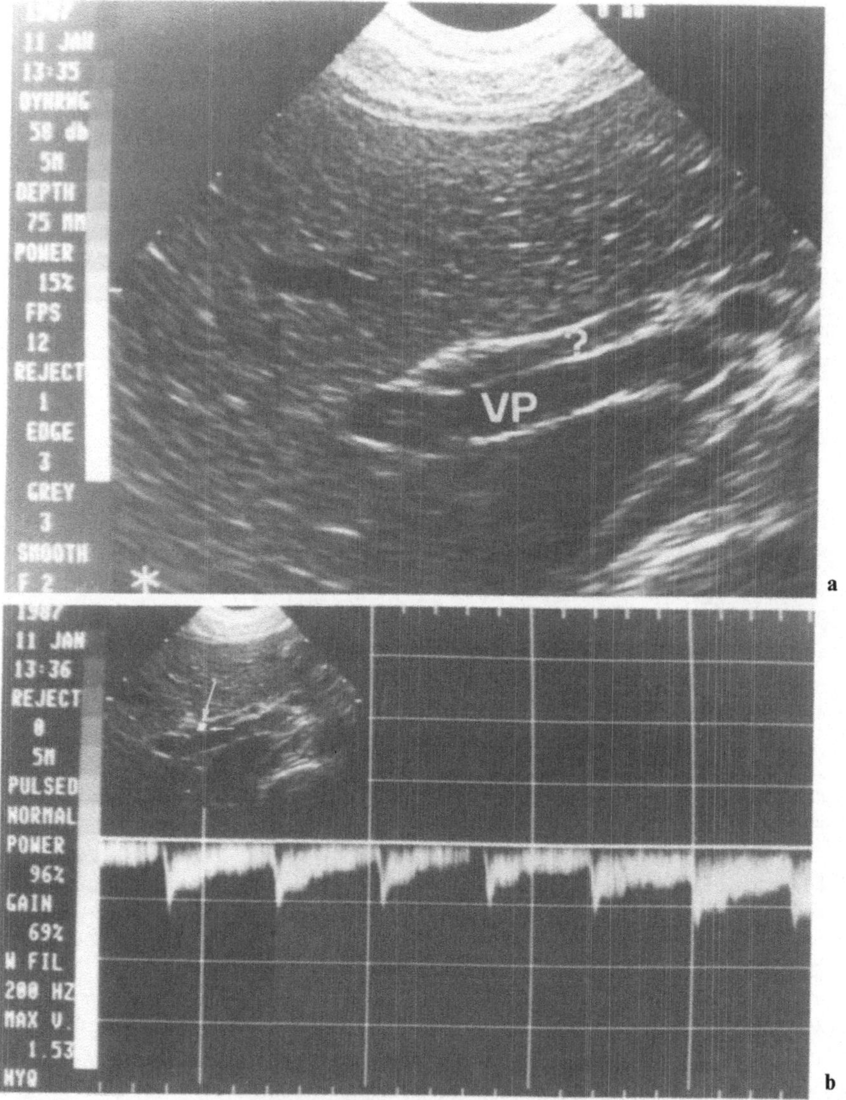

Abb. 2.5. a Oberbauchtransversalschnitt, 14 Jahre altes Mädchen. In Porta hepatis 2 tubuläre Strukturen: 1. V. portae (*VP*); 2. (*?*) Gefäß, Gallengang? **b** Meßvolumen in fraglicher Struktur (←): arterieller Blutfluß nachweisbar. Diagnose: A. hepatica communis

sonographisch findet sich ein Verlust der diastolischen Strömungsamplitude des arteriellen Flußsignals, was auf einen erhöhten Gefäßwiderstand zurückzuführen ist. Aufgrund ihrer hohen Aussagekraft sollte daher die Duplexsonographie einen integrierenden Bestandteil in der postoperativen Überwachung von Patienten nach Lebertransplantation bilden (Abb. 2.6).

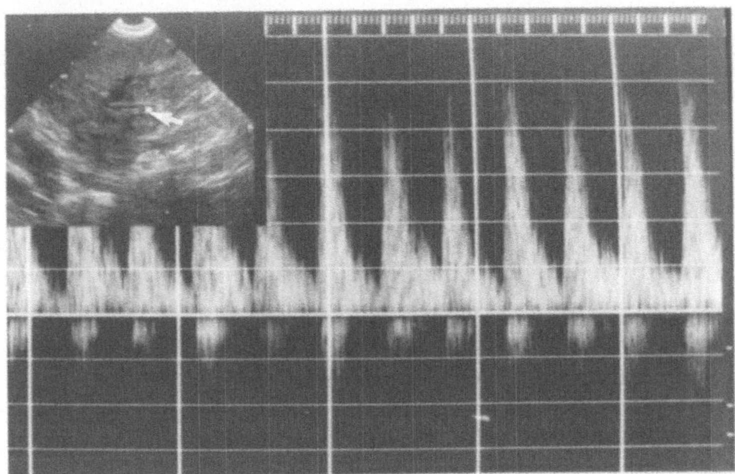

Abb. 2.6. Zustand nach Lebertransplantation bei 1,5 Jahre altem Mädchen mit Gallengangsatresie; 10. postoperativer Tag. Meßvolumen (←) in echofreier, tubulärer Struktur ventral der V. portae: arterielles Flußsignal mit breiter diastolischer Flußamplitude → reguläre arterielle Perfusion des Transplantats

2.1.3 A. mesenterica superior

Distal des Truncus coeliacus entspringt die A. mesenterica superior aus der Aorta abdominalis. Sie zeigt ein Strömungsprofil, das durch den höher werdenden peripheren Gefäßwiderstand gekennzeichnet ist. Die diastolische Strömungsamplitude wird flacher, allerdings bleibt die Strömung während des gesamten Herzzyklus unidirektional (Abb. 2.7).

Änderungen der Hämodynamik der A. mesenterica superior wurden in Abhängigkeit von der Nahrungsaufnahme beschrieben [6]. Während in nüchternem Zustand der Gefäßwiderstand hoch ist, sinkt dieser nach Nahrungsaufnahme, wodurch die Darmdurchblutung um bis zu 100% des Ausgangswerts gesteigert wird [9]. Diese Steigerung der mesenterialen Durchblutung wird bis zu 2 h nach Nahrungsaufnahme beobachtet. Auch bei Kindern finden sich diese Änderungen der mesenterialen Hämodynamik. Eine Verminderung der mesenterialen Durchblutung (z. B. beim Schock, bei einem offenen Ductus arteriosus Botalli) spielt bei der Entstehung der nekrotisierenden Enterokolitis des Frühgeborenen eine entscheidende Rolle [3].

2.1.4 A. mesenterica inferior

Das dritte große Gefäß, das aus der Aorta abdominalis entspringt, die A. mesenterica inferior, ist der sonographischen Darstellung nur in Ausnahmefällen zugänglich und hat daher in der Routinediagnostik keine Bedeutung.

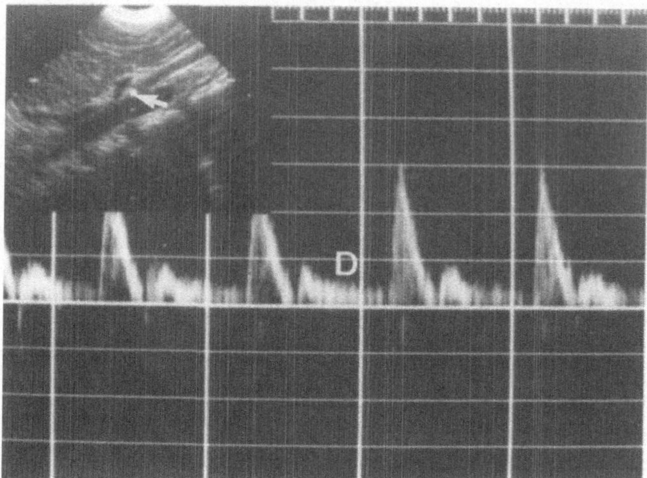

Abb. 2.7. Doppler-Flußkurve der A. mesenterica superior. Meßvolumen (←) im Ursprung der A. mesenterica superior aus der Aorta abdominalis. Doppler-Flußsignal: arterielle Strömung hoher Pulsatilität. Diastolische Strömungsamplitude (*D*) schmaler, noch unidirektional

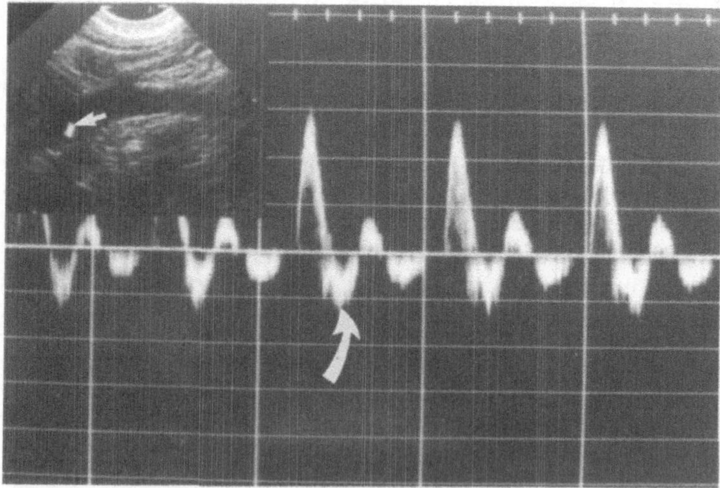

Abb. 2.8. Doppler-Flußkurve der A. iliaca communis. Meßvolumen (←) in A. iliaca communis. Doppler-Flußsignal aus Meßvolumen: arterielle Strömung hoher Pulsatilität. Diastolischer DIP (↶) als Zeichen des hohen peripheren Gefäßwiderstands

2.1.5 Beckenarterie

Distal der Aortenbifurkation kann die A. iliaca communis bei nicht zu starker Darmgasüberlagerung beidseits in ihrer Längsrichtung dargestellt werden (Abb. 2.8). Sie setzt sich in die A. iliaca externa fort, welche oberhalb des Leistenbands ebenfalls in ihrer Längsrichtung angeschnitten wird und typischerweise einen etwas gewundenen Lauf zeigt (Abb. 2.9). Das Doppler-Flußsignal ist bereits triphasisch wie bei den Extremitätenarterien, bedingt durch den hohen peripheren Gefäßwiderstand. Die Darstellung der A. iliaca interna ist, auch bei voller Harnblase, sehr schwierig. Es findet sich eine unidirektionale Strömung ohne diastolischen DIP, d.h. der Gefäßwiderstand ist niedriger. Für die Routinediagnostik ist dieses Gefäß aufgrund der starken Darmgasüberlagerung nicht geeignet.

2.2 Venöses Flußprofil

Die Venen des Abdomens zeigen in der Regel eine laminare, kontinuierliche, unidirektionale Strömung niedriger Geschwindigkeit, wobei je nach der anatomischen Lokalisation Herzaktion und Respiration das Doppler-Flußprofil in unterschiedlichem Ausmaß beeinflussen.

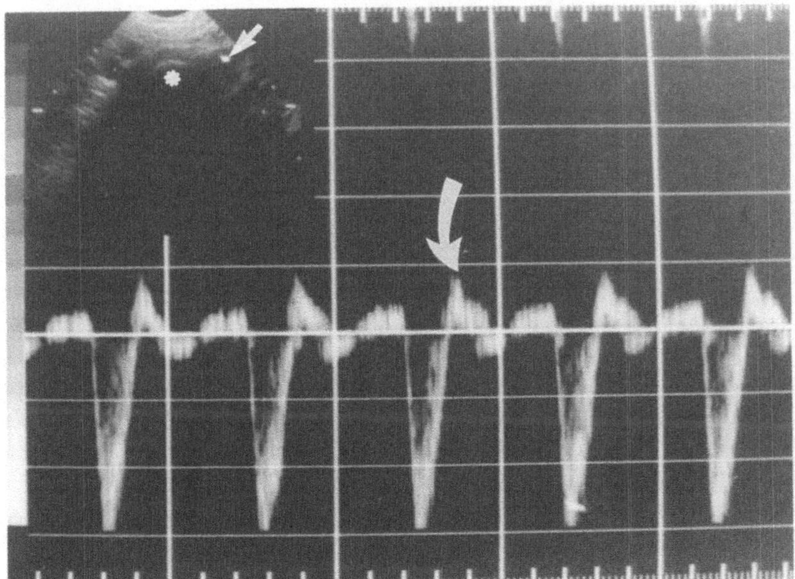

Abb. 2.9. Doppler-Flußkurve der A. iliaca externa. Meßvolumen (←) in der Mitte des Gefäßlumens. Gewundener Verlauf um den Beckenkamm (*). Doppler-Flußsignal: arterielle Strömung hoher Pulsatilität. Diastolischer DIP (↶)

2.2.1 V. cava inferior

Die V. cava inferior ist am besten im Oberbauchlongitudinalschnitt darstellbar. Sie zeigt ein komplexes Flußprofil mit einer typischen Zweigipfligkeit der Doppler-Flußkurve.

Der erste Gipfel (verstärkt herzwärts gerichteter Fluß) tritt durch die ventrikuläre Systole auf, der zweite Gipfel in der frühen Diastole durch das verstärkte Einströmen des Blutes in den rechten Ventrikel. In der späten Diastole kommt es aufgrund der Vorhofkontraktion zu einem Rückfluß in die Vena cava inferior, der sich in der Doppler-Flußkurve entweder als Nullfluß oder negativer Fluß (unterhalb der Nullinie) manifestiert (Abb. 2.10). Diese Form der kardialen Modulation findet sich nur in den herznahen Venen, in den peripheren Venen ist dies nicht mehr zu beobachten.

Neben der Herzaktion beeinfluß auch die Respiration das Strömungsprofil der V. cava inferior. Während der Inspiration nimmt der intrathorakale Druck ab und der intraabdominelle Druck zu. Durch diesen Druckgradienten strömt in vermehrtem Maße Blut aus der V. cava inferior in den rechten Vorhof. In tiefer Inspiration zeigt sich physiologischerweise eine Verminderung des Durchmessers der V. cava inferior, bei Exspiration eine Zunahme des Durchmessers [5] (Abb. 2.11). Gleichzeitig kommt es zu einer Abnahme der Blutflußgeschwindigkeit während der Inspiration bzw. zu einer Zunahme während der Exspiration. Ein Verlust der respiratorischen Kaliberschwankungen der V. cava inferior bzw. eine Dilatation ihres Durchmessers weist auf einen erhöhten

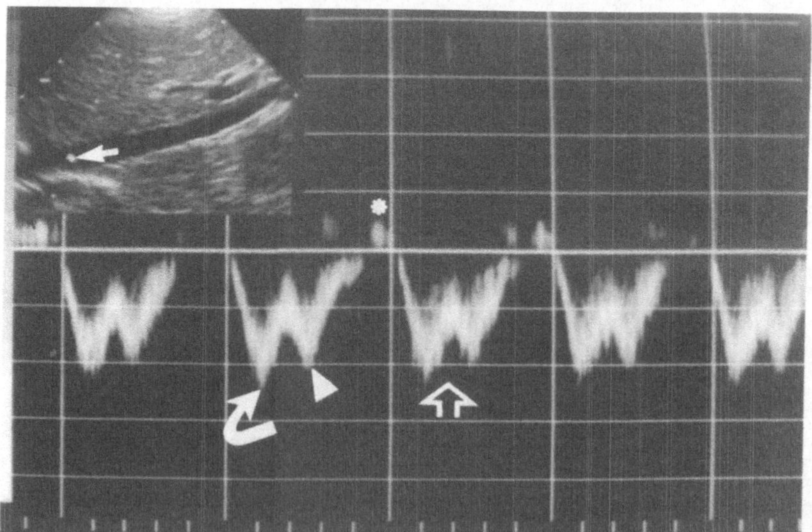

Abb. 2.10. Doppler-Flußkurve der V. cava inferior. Oberbauchlongitudinalschnitt. Meßvolumen (←) in Vena cava inferior. Doppler-Flußsignal: triphasisches Strömungsprofil. Unterhalb der Nullinie (←): herzwärts gerichteter Fluß, oberhalb der Nullinie (*): Rückfluß durch Vorhofkontraktion. ↶: ventrikuläre Systole, ◂: frühe Diastole

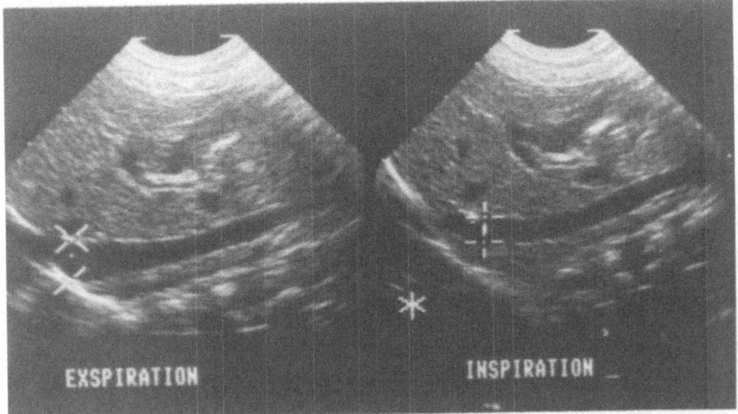

Abb. 2.11. Respiratorische Variabilität des Durchmessers der V. cava inferior. 2 Monate alter Knabe mit Trikuspidalatresie. Exspiration: Durchmesser 10 mm (*2 Meßpunkte*), Inspiration: Durchmesser 6 mm (*2 Meßpunkte*)

zentral-venösen Druck, eine rechtsventrikuläre Dysfunktion, eine Pericarditis constrictiva oder auf einen arteriovenösen Shunt hin.

Besondere Bedeutung kommt der Duplexsonographie für die Erfassung eines Verschlusses der V. cava inferior zu. Dieser kann durch eine Thrombose, durch Tumorpropagation (Wilms-Tumor, hepatozelluläres Karzinom), Druck

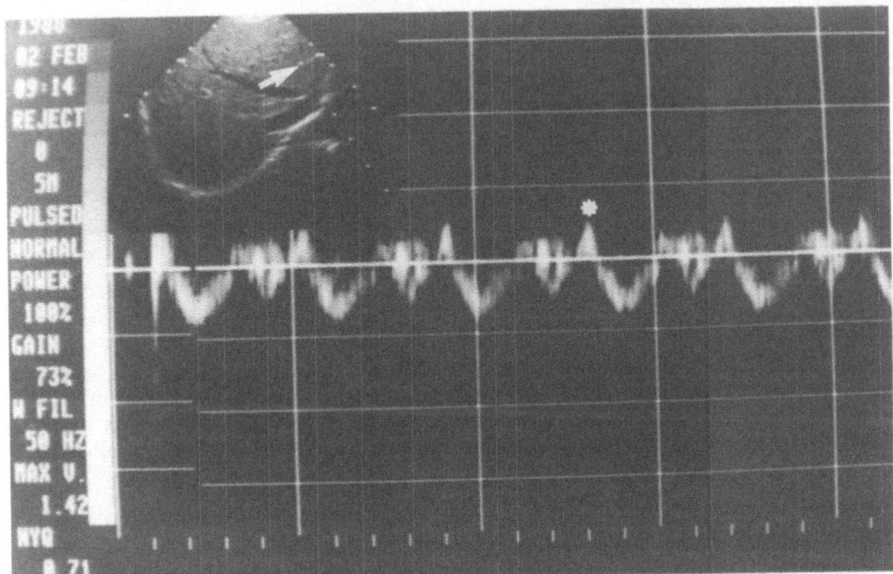

Abb. 2.12. Doppler-Flußkurve der Vv. hepaticae. Oberbauchsubkostalschnitt. Meßvolumen (←) in linkem V.-hepatica-Ast. Doppler-Flußsignal: triphasisches Strömungsprofil mit negativem Rückfluß (*)

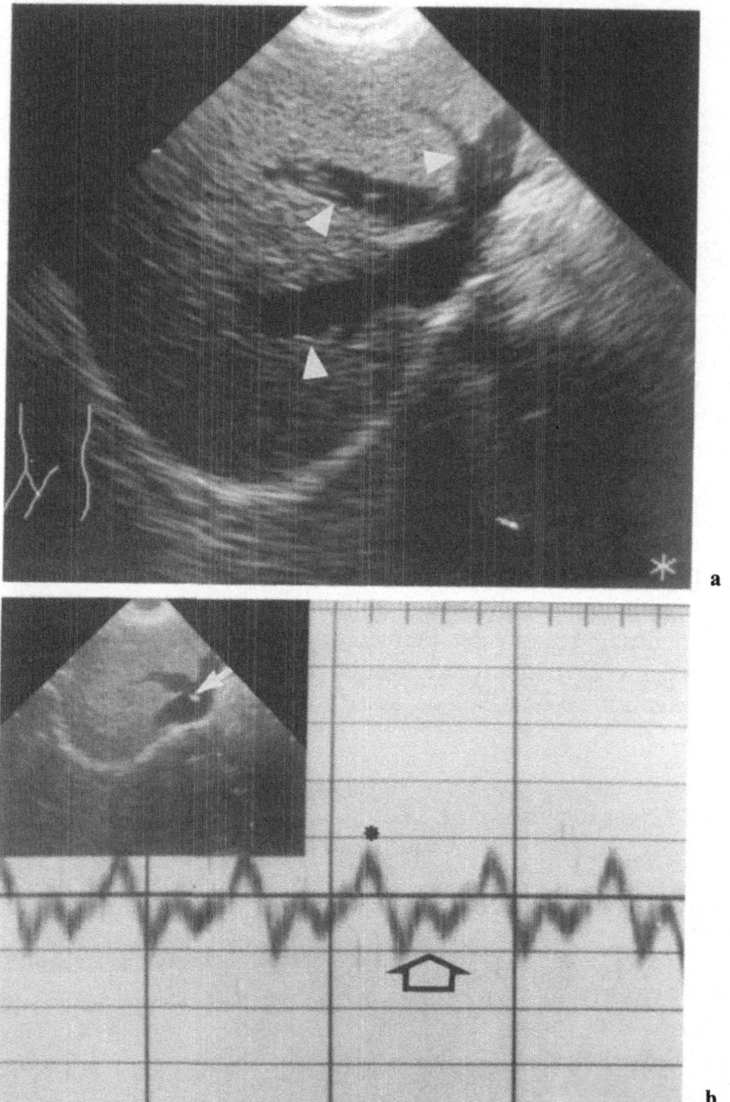

Abb. 2.13a, b. Einflußstauung bei Rechtsdekompensation. Knapp 5 Jahre altes Mädchen, Zustand nach Fontan-Operation bei Trikuspidalatresie. **a** Oberbauchsubkostalschnitt: Leber vergrößert, plump. Vv. hepaticae (◄◄) massiv erweitert. **b** Meßvolumen (◄–) im mittleren V.-hepatica-Ast: triphasisches Strömungsprofil mit zweigipfligem Vorfluß (⇦) und Rückfluß (*)

von außen, Verlagerung oder eine Membran verursacht sein. Bei Vorliegen einer Obstruktion wird die Strömung verlangsamt und der phasische Charakter des Strömungsprofils abgeflacht bzw. es entstehen Turbulenzen [8]. Vor Durchführung einer Lebertransplantation muß die Kontinuität zwischen V. cava inferior und den Vv. hepaticae neben dem übrigen Gefäßstatus der Leber nachgewiesen werden.

2.2.2 Vv. hepaticae

Das Flußprofil der Vv. hepaticae ist identisch mit dem der V. cava inferior, wobei ebenfalls die charakteristische zweigipflige Doppler-Flußkurve mit dem teilweise negativen Rückfluß abgeleitet werden kann (Abb. 2.12). Die Darstellung der 3 Hauptäste (rechter, mittlerer und linker V.-hepatica-Ast) ist Doppler-sonographisch in der Regel leicht möglich. Eine Erweiterung der Vv.-hepaticae-Äste findet sich bei Rechtsventrikeldysfunktion bzw. bei einer Einflußstauung, wobei sich die Erweiterung der V. cava inferior auf die Lebervenenäste fortsetzt (Abb. 2.13).

Fehlende Darstellbarkeit der Blutströmung der Vv. hepaticae, eine Stromumkehr oder das Auftreten von Turbulenzen weisen auf das Vorliegen eines Budd-Chiari-Syndroms hin [2]. Die Duplexsonographie hat sich bei dieser Erkrankung nicht nur in der Diagnosestellung bewährt, sondern wird auch zur Überprüfung des Therapieerfolgs und zur Langzeitüberwachung von Patienten mit Budd-Chiari-Syndrom eingesetzt.

Die Hämodynamik der splenoportalen Achse ist in ihrer Erscheinungsform im Bereich des gesamten Abdomens einzigartig, so daß diese im folgenden Kapitel gesondert abgehandelt wird.

Literatur

1. Berland LL, Lawson TL, Foley WD (1982) Porta hepatis: sonographic discrimination of bile ducts from arteries with pulsed Doppler with new anatomic criteria. AJR 138:833–840
2. Hosoki T, Kuroda C, Tukunaga K, Marukawa T, Masuike M, Kozuka T (1989) Hepatic venous outflow obstruction: evaluation with pulsed duplex sonography. Radiology 170:733–737
3. Leidig E (1989) Pulsed Doppler ultrasound flow measurements in the superior mesenteric artery. Pediatr Radiol 19:169–172
4. Levy HM, Dokin GR, Doubilet PM (1988) The utility of imagedirected Doppler ultrasound in the evaluation of the „parallel channel" sign. J Clin Ultrasound 16:424
5. Needleman L, Rifkin MD (1986) Vascular ultrasonography: abdominal applications. Radiol Clin North Am 24:461–484
6. Oamar MI, Read AE, Skidmore R, Evans JM, Wells PNT (1986) Transcutaneous Doppler ultrasound measurement of superior mesenteric artery blood flow in man. Gut 27:100–105
7. Seitz K, Kubale R (1988) Duplexsonographie der abdominellen und retroperitonealen Gefäße. Edition Medizin, VCH, Weinheim, S 134

8. Stanley P (1989) Budd-Chiari Syndrome. Radiology 170:625–627
9. Taylor KJW (1988) Gastrointestinal Doppler ultrasound. In: Taylor KJW, Burns PN, Wells PNT (eds) Clinical applications of Doppler ultrasound. Raven Press, New York, pp 183–184
10. Taylor KJW, Morse SS, Weltin GG, Riely CA, Flye MW (1986) Liver transplantat recipients: portable duplex US with correlative angiography. Radiology 159:357–363

3 Hämodynamik des Portalgefäßsystems

3.1 Qualitative und quantitative Analyse der anatomischen Gegebenheiten

Die genaue Kenntnis der anatomischen Verhältnisse des Splanchnikusgefäßsystems ist für die Dokumentation und Interpretation der Doppler-Kurven von entscheidender Bedeutung (Abb. 3.1). Die V. portae verläuft im Lig. hepatoduodenale und wird dort links ventral von der A. hepatica communis und rechts ventral vom Ductus choledochus begleitet. Für die Untersuchung der V. portae sollte ein standardisiertes Untersuchungsverfahren gewählt werden. Der Schallkopf wird auf den rechten Oberbauch des Patienten aufgesetzt,

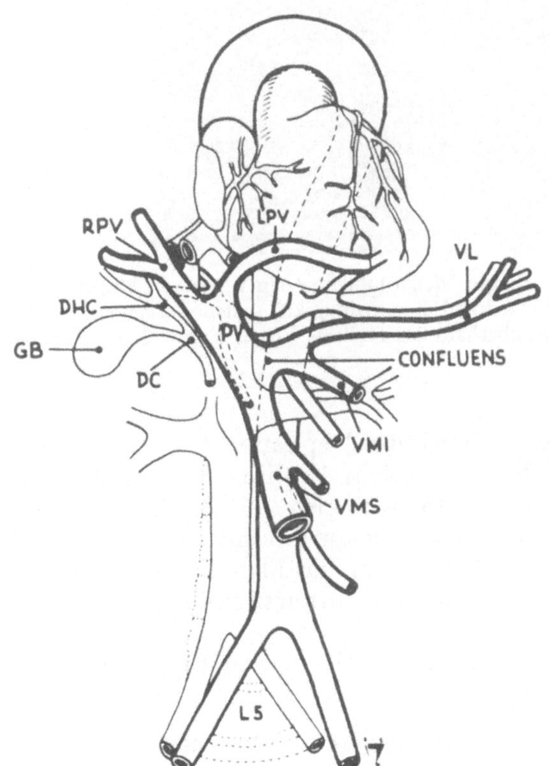

Abb. 3.1. Anatomie des Splanchnikusgefäßsystems. *PV* V. portae, *Confluens* Einmündungsstelle von V. mesenterica superior und V. lienalis, *VMS* V. mesenterica superior, *VMI* V. mesenterica inferior, *VL* V. lienalis, *RPV* rechter Portalvenenast, *LPV* linker Portalvenenast, *GB* Gallenblase, *DHC* Ductus hepaticus communis, *DC* Ductus choledochus. (Nach Wheelock 1984 [22])

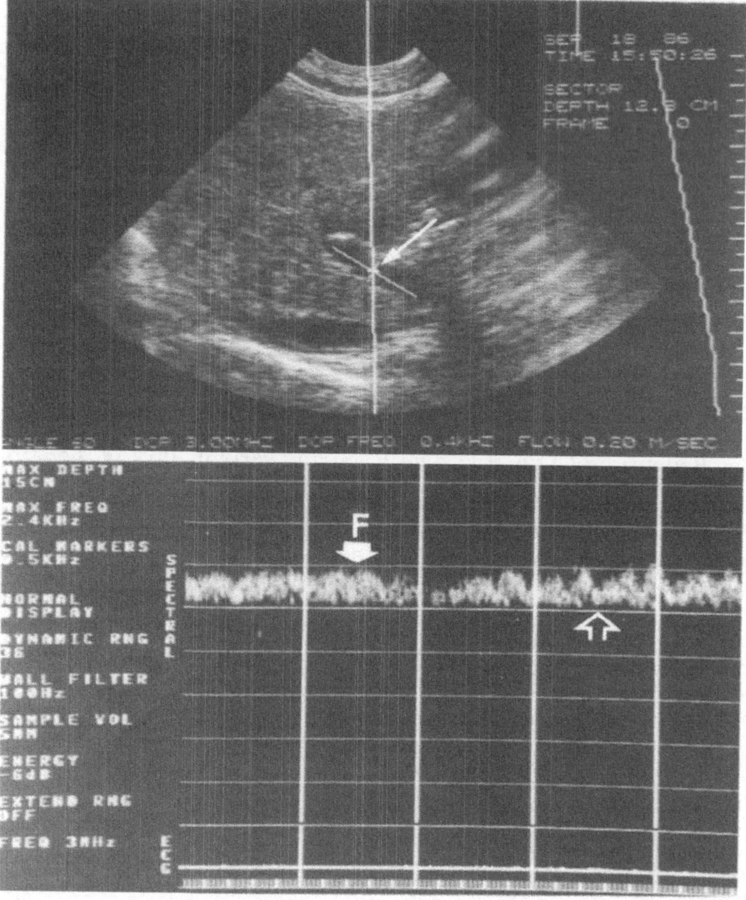

Abb. 3.2. Duplexsonogramm der V. portae. Meßvolumen (←) in V. portae. Doppler-Signal: nahezu kontinuierlicher Fluß (← *F*) niedriger Geschwindigkeit (entspricht niedriger Doppler-Frequenzverschiebung), Blutfluß oberhalb der Nullinie (⇦), d.h. zum Doppler-Schallstrahl gerichtet (hepatopetal)

wobei dieser aufgefordert wird, nach mäßiger Inspiration den Atem anzuhalten (dies ist nur bei größeren Kindern möglich). Es wird die V. portae in ihrer Längsrichtung angeschnitten und das Meßvolumen so in das Gefäß plaziert, daß möglichst der gesamte Gefäßdurchmesser von diesem eingenommen wird. Durch minimales Neigen des Schallkopfs kann das Meßvolumen in die optimale Position gebracht werden, so daß ein störungsfreies Signal abgeleitet werden kann (Abb. 3.2).

Die Charakteristika des portalvenösen Blutflusses sind folgendermaßen zu definieren:

1) Kontinuierliche Blutströmung mit geringen respiratorischen und kardialen Schwankungen;

2) relativ niedrige mittlere und maximale Frequenzen;
3) geringe Turbulenzen (sichtbar als geringe Unregelmäßigkeiten der Hüllkurve und hörbar als charakteristisches Geräusch niedriger Tonhöhe).

Die Flußsignale der V. lienalis und der V. mesenterica superior können nur aufgrund der anatomischen Lokalisation, nicht jedoch aufgrund des Kurvenbildes von denen der V. portae unterschieden werden (Abb. 3.3). Das im gesamten Abdomen einzigartige Signal ist dadurch bedingt, daß das Splanchnikusgefäßsystem sowohl arterielle als auch venöse Zuflüsse erhält.

Die physiologische Regulation der Hämodynamik der V. portae beinhaltet die Abhängigkeit von Lageveränderungen, Aktivitätszustand, Nahrungsaufnahme und Herzzyklus. Eine signifikante Abnahme von Durchmesser, Flußgeschwindigkeit und Flußvolumen der V. portae nach körperlicher Arbeit bzw. nach Aufsetzen aus dem Liegen ist bekannt. Diese hämodynamischen Veränderungen sind innerhalb kurzer Zeit reversibel [11]. Änderungen des Durchmessers der V. portae in Abhängigkeit von der Nahrungsaufnahme wurden ebenfalls beobachtet [2]. Die Zunahme der gesamten Leberdurchblutung im Rahmen der postprandialen Hyperämie wäre eine Erklärungsmöglichkeit für dieses Phänomen. Schließlich ist noch die atemabhängige Variabilität von Durchmesser, Flußgeschwindigkeit der V. portae zu erwähnen (Abb. 3.4). Während der Inspiration kommt es zu einer Zunahme des Durchmessers, während der Exspiration zu einer Abnahme [3]. Die Inspirationslage führt durch Kompression der Leber infolge des Zwerchfelltiefstands zu einer Ver-

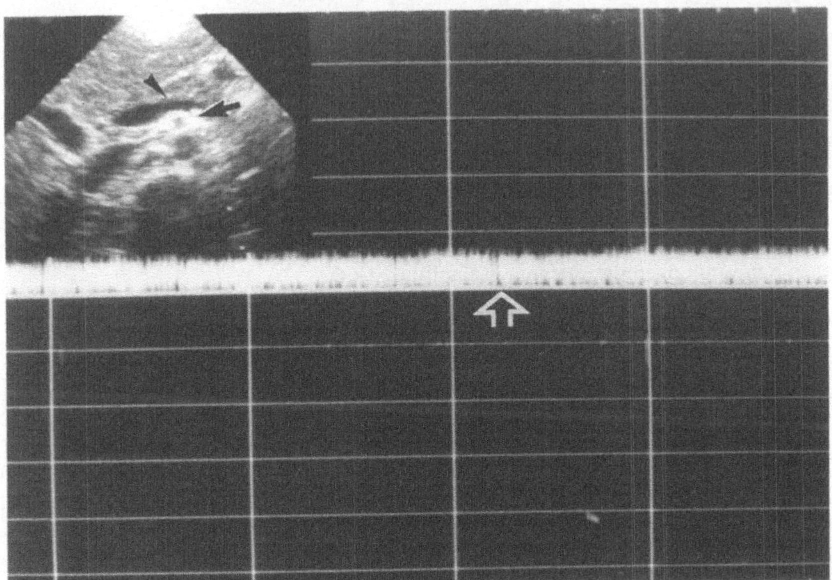

Abb. 3.3. Duplexsonogramm der V. lienalis. Meßvolumen (◄–) in V. lienalis. ◄: Pankreas. Kontinuierlicher Fluß niedriger Geschwindigkeit (entspricht portalvenösem Fluß). Blutfluß oberhalb der Nullinie (⇦), d. h. hepatopetal

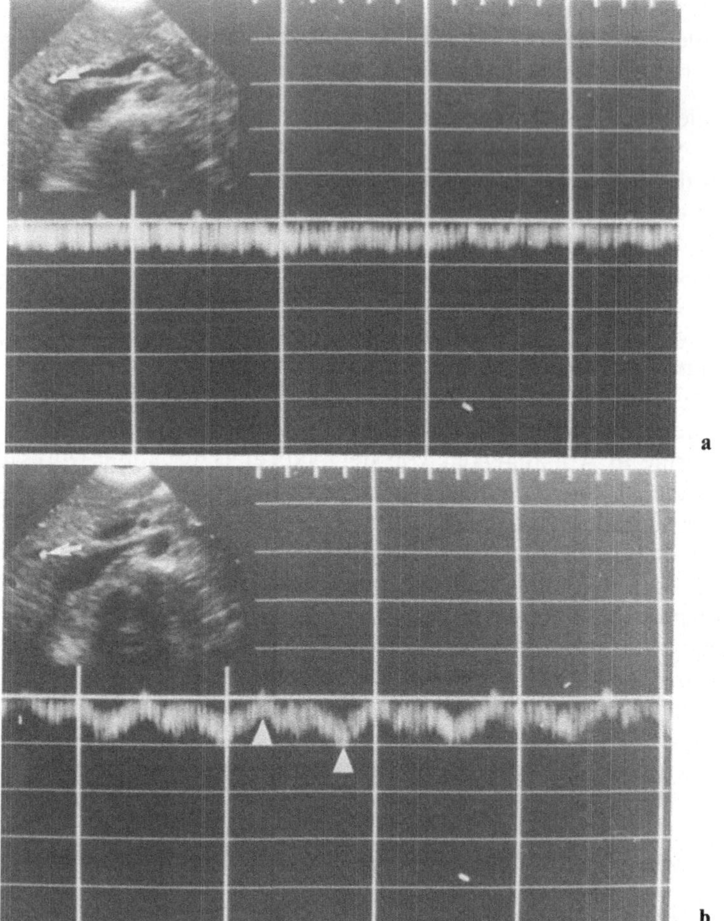

Abb. 3.4 a, b. Variabilität des Strömungsprofils der V. portae. **a** Inspiration. Meßvolumen (◄–) in der V. portae: kontinuierlicher Fluß mit minimalen Schwankungen der Strömungsamplitude. **b** Exspiration. Meßvolumen in gleicher Position (◄–): wellenförmiger Fluß mit deutlichen Schwankungen der Strömungsamplitude (◄◄)

minderung bzw. zu einem Stillstand der Blutströmung in den Splanchnikusgefäßen, wodurch sich diese erweitern. Während der Exspiration beschleunigt sich die Blutströmung, die Splanchnikusgefäße verengen sich [13, 16]. Zusätzlich beeinflußt auch der Herzzyklus das Flußprofil der V. portae, was sich in einem wellenförmigen Verlauf der Doppler-Flußkurve manifestiert (Abb. 3.4).

Die anatomische Weite eines untersuchten Gefäßes hat maßgeblichen Einfluß auf das Ausmaß der Doppler-Verschiebung, das Strömungsprofil und die Wahl des Meßvolumens. Die durchschnittliche Weite der V. portae wurde von Weinreb et al. [20] bei einem lebergesunden Patientenkollektiv zwischen 21 und 40 Jahren mit 11 ± 2 mm angegeben. Im Kindesalter ist jedoch auch die

Variabilität des Durchmessers in Abhängigkeit vom Wachstum zu berücksichtigen. Die von Vergesslich [18] bestimmten Normwerte des Durchmessers der V. portae in verschiedenen Altersgruppen ergaben folgende Mittelwerte (± Standardabweichung):

0– 5 Jahre: 3,5 ± 2 mm;
6–12 Jahre: 6,3 ± 2 mm;
>12 Jahre: 7 ± 2,6 mm.

Zur quantitativen Analyse der portalvenösen Hämodynamik ist die Bestimmung der Flußgeschwindigkeit bzw. des Flußvolumens notwendig. Die Flußgeschwindigkeit wird computergesteuert nach Eingabe des entsprechenden Einfallswinkels berechnet. Doppler-Geschwindigkeitsmessungen zeigen mit kineangiographischen Geschwindigkeitsmessungen der V. portae eine signifikante Korrelation (r = 0,960) [10]. Mit Hilfe eines Korrekturfaktors (Y = 0,60X – 1,723; Y = kineangiographische Geschwindigkeitsmessung, X = Doppler-Geschwindigkeitsmessung), der von Ohnishi et al. [10] angegeben wurde, können mit Hilfe der Duplex-Sonographie genaue Werte der portalvenösen Flußgeschwindigkeit errechnet werden. Auch die mittlere Flußgeschwindigkeit variiert in verschiedenen Altersgruppen, wobei von Vergesslich [18] wiederum Normwerte aufgestellt wurden.

0– 5 Jahre: 9,1 cm/s;
6–12 Jahre: 13,4 cm/s;
>12 Jahre: 14,6 cm/s.

Das Flußvolumen der V. portae pro Minute wird aus dem Produkt von Flußgeschwindigkeit und Gefäßquerschnitt berechnet. Unter der Annahme, daß das Lumen der V. portae kreisförmig ist, kann folgende Gleichung herangezogen werden:

$$F = \frac{r^2 \cdot \pi}{2} \cdot v \cdot 60 .$$

F = Flußvolumen;
r = Radius der V. portae;
v = korrigierte Flußgeschwindigkeit.

Bei der Berechnung des Flußvolumens ist zu berücksichtigen, daß der Gefäßdurchmesser mit der zweiten Potenz in die Formel eingeht und somit maßgeblich für Meßfehler verantwortlich ist. Taylor et al. [16] geben den optimalen Gefäßdurchmesser für die quantitative Bestimmung des Flußvolumens mit 4–8 mm an. Unter Berücksichtigung dieser Voraussetzungen können auch bei Kindern trotz der kleineren anatomischen Verhältnisse geeignete quantitative Meßwerte des portalvenösen Flußvolumens erstellt werden. Vergesslich [18] fand dabei folgende Mittelwerte:

0– 5 Jahre: 66,2 ml/min;
6–12 Jahre: 253,9 ml/min;
>12 Jahre: 378,5 ml/min.

Der Einsatzbereich der Duplexsonographie des Portalgefäßsystems umfaßt folgende Punkte:

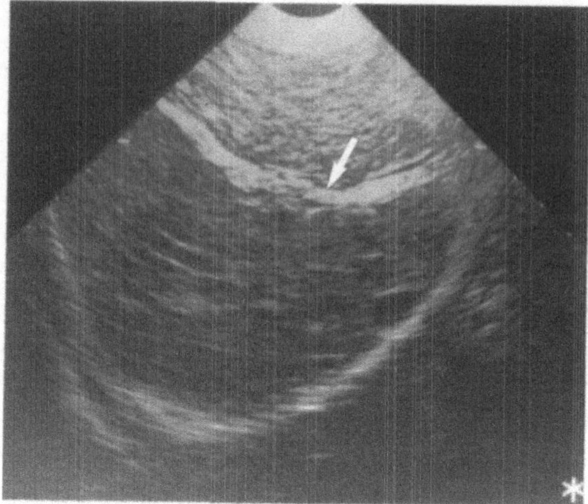

Abb. 3.5. Fehlender Blutfluß in der V. portae. Oberbauchtransversalschnitt bei 6 Jahre altem Knaben mit rezidivierenden Ösophagusvarizenblutungen. In Porta hepatis echoreiche Linie (←), offensichtlich fibrotisch umgewandelte V. portae. Kein Gefäßlumen bzw. kein Doppler-Signal in Porta hepatis dokumentierbar. Diagnose: Verschluß der V. portae bei Zustand nach Pfortaderthrombose post partum

1) Unterscheidung vaskulärer von avaskulären Strukturen;
2) Nachweis des Blutflusses in einem Gefäß; z. B. findet sich ein fehlendes Flußsignal bei Pfortader- oder Lienalisthrombose [4], (Abb. 3.5);
3) Bestimmung der Flußrichtung in der V. portae;
4) Nachweis periportaler und portosystemischer Kollateralen;
5) quantitative Erfassung der portalvenösen Hämodynamik.

3.2 Portale Hypertension

Das Auftreten einer portalen Hypertension im Kindesalter ist in der Regel die Folge einer chronischen Lebererkrankung. Die Hauptursache (50–70%) liegt in einer extrahepatischen Obstruktion der V. portae, bei einem Großteil der Patienten bleibt die Pathogenese unklar. In vielen Fällen entwickelt sich die Symptomatik allmählich nach der Geburt, wobei Katheterisierung der V. umbilicalis, Omphalitis und Dehydratation als wichtige Ursachen in dieser Altersgruppe zu erwähnen sind. Bei älteren Kindern kommen abdominelle Traumen, Pankreatitiden sowie entzündliche und neoplastische Raumforderungen in unmittelbarer Nachbarschaft der V. portae in Frage. Weiterhin führen auch Speicherkrankheiten (z. B. Morbus Gaucher) und Leberzirrhosen zu einer portalen Hypertension. Als Ursachen einer Leberzirrhose im Kindesalter sind der Alpha_1-Antitrypsin-Mangel, der Morbus Wilson, die zystische Fibrose und die chronisch-aggressive Hepatitis zu nennen.

Die Abklärung der portalen Hypertension in dieser Altersstufe stellt sowohl den Pädiater als auch den Radiologen vor schwierige diagnostische Probleme. Die Echtzeitsonographie bietet sich als Screening-Verfahren zur Darstellung der Anatomie des Portalgefäßsystems an. Dabei werden der Größenzunahme des Durchmessers der V. portae [15] bzw. der verminderten respiratorischen Variabilität der V. portae [23] die größte Sensitivität und Spezifität zum sonographischen Nachweis einer portalen Hypertension zugeschrieben. Aber auch eine verminderte Zunahme des Durchmessers der V. portae nach Nahrungsaufnahme wird als diagnostisches Zeichen einer portalen Hypertension angesehen [6]. Schließlich kann durch den Nachweis portosystemischer Kollateralen sonographisch der Verdacht auf das Vorliegen einer portalen Hypertension ausgesprochen werden. Dabei werden nach der Hämodynamik 2 verschiedene Typen unterschieden:

1) Geschlossene oder teilweise geschlossene Kanäle aus der Fetalzeit, die sich wieder öffnen und eine Verbindung zwischen dem Portalgefäßsystem und dem venösen System darstellen.
2) Stromumkehr in Gefäßen, die postnatal vorhanden sind. Sonographisch imponieren die Kollateralen als echofreie tubuläre, z. T. geschlängelt verlau-

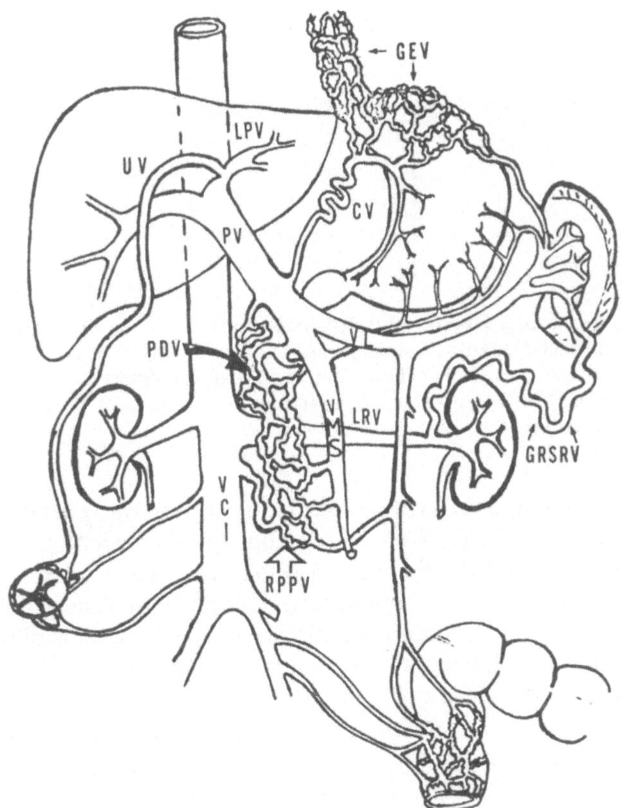

Abb. 3.6. Die häufigsten Kollateralkreisläufe bei portaler Hypertension. *PV* V. portae. *VMS* V. mesenterica superior, *VL* V. lienalis, *VCI* V. cava inferior, *LPV* linker Portalvenenast, *UV* V. umbilicalis, *CV* V. coronaria ventriculi, *GEV* gastroösophageale Venen, *PDV* pankreatikoduodenale Venen, *GRSRV* gastrorenal-splenorenale Venen, *RPPV* retroperitoneal-paravertebrale Venen. (Nach Subramanyam et al. 1983 [15])

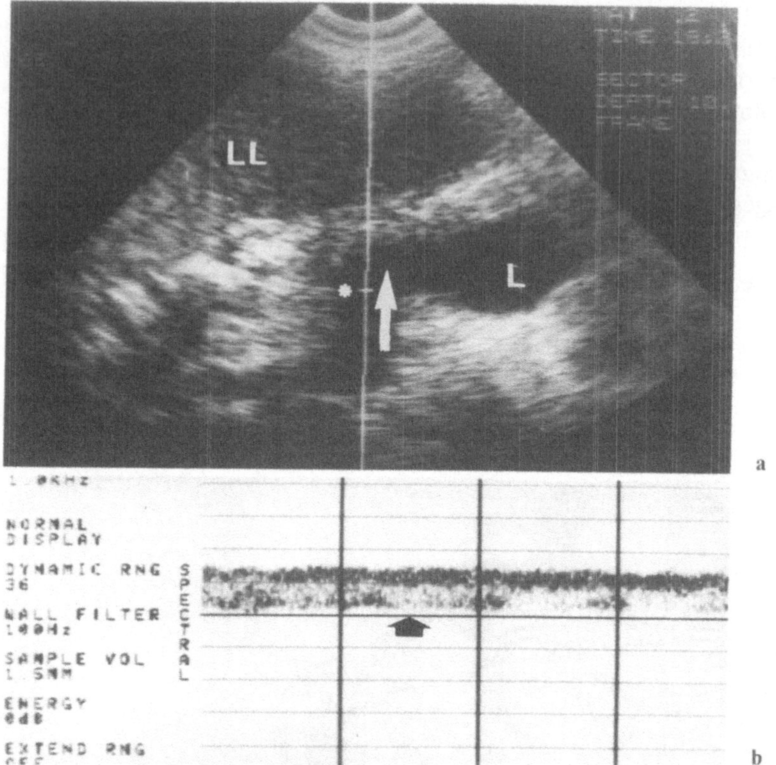

Abb. 3.7 a, b. Hepatofugaler Blutfluß. **a** Oberbauchtransversalschnitt, 24 Jahre altes Mädchen mit Leberzirrhose bei lupoider Hepatitis. V. lienalis (*L*) massiv dilatiert und geschlängelt. Meßvolumen (*) in V. lienalis. *LL* linker Leberlappen. **b** Doppler-Signal aus dem Meßvolumen in **a**. Portalvenöser Blutfluß oberhalb der Nullinie (◄–), d.h. vom Doppler-Schallstrahl weg gerichtet (hepatofugal)

fende Strukturen. Subramanyam et al. [15] fanden bei Patienten mit portaler Hypertension 60 verschiedene Kollateralkreisläufe (Abb. 3.6). Die wichtigsten davon sind: die V. coronaria ventriculi, die gastroösophagealen Venen, die Vv. paraumbilicales im Lig. teres hepatis, die pankreatikoduodenalen Venen, die gastrorenalen und splenorenalen Venen und der Plexus rectalis. Die Sensibilität für den sonographischen Nachweis portosystemischer Kollateralen wird von Subramanyam et al. [15] mit 88% angegeben.

Abb. 3.8 a–c. Kavernöse Transformation der V. portae. **a** Oberbauchtransversalschnitt. 8 Jahre alter Knabe. Im Lig. hepatoduodenale geschlängelte, echofreie Strukturen (◄–). **b** Meßvolumen (◄–) in einer dieser Strukturen: Doppler-Signal zeigt portalvenöses Flußprofil (⌒). **c** Direkte Splenoportographie. V. lienalis (*). In der Porta hepatis multiple Kollateralen (*K*). Hepatofugaler Kollateralkreislauf über V. coronaria ventriculi (◄), über ausgedehnte Fundus- und Ösophagusvarizen und über V. mesenterica inferior (◄–). Diagnose: Kavernöse Transformation der V. portae bei Zustand nach Pfortaderthrombose nach Nabelvenenkatheterisierung post partum

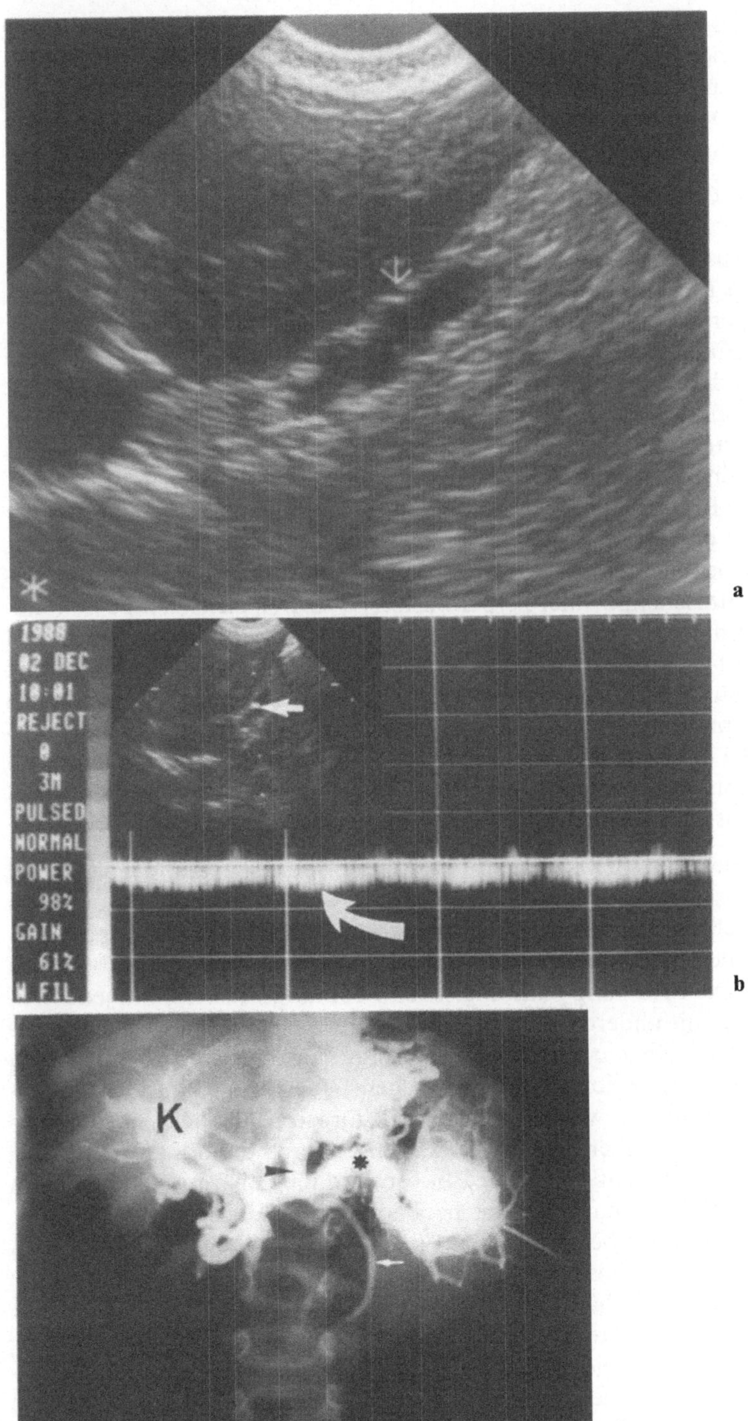
a
1988
02 DEC
10:01
REJECT
0
3M
PULSED
NORMAL
POWER
98%
GAIN
61%
W FIL
b
K
c

Die Duplexsonographie hat die Diagnostik bezüglich dieser Fragestellung wesentlich bereichert. Wegen seiner fehlenden Invasivität ist dieses Untersuchungsverfahren in der Pädiatrie von besonderer Bedeutung [12, 18].

Folgende Doppler-sonographischen Parameter sind für die Diagnosestellung einer portalen Hypertension von Bedeutung:

1) Bestimmung der Flußrichtung: Die normale Flußrichtung der V. lienalis und der V. portae ist hepatopetal gerichtet. Bei schwerer portaler Hypertension kann es zur Ausbildung eines Pendelflusses bzw. zu einer Stromumkehr mit hepatofugalem Fluß kommen [11] (Abb. 3.7).
2) Nachweis periportaler Kollateralen nach chronischem Pfortaderverschluß: Portalvenöse Flußsignale in dieser als kavernöse Transformation bezeichneten Malformation definieren den Ursprung der Gefäßstrukturen [21], (Abb. 3.8).
3) Nachweis spontaner oder operativ angelegter portosystemischer Shunts bei portaler Hypertension [8], (Abb. 3.9): Bei offenen portosystemischen Shunts kommt es zu einer Stromumkehr in der V. portae.
4) Quantitative Erfassung der portalvenösen Hämodynamik: Eine signifikante Reduktion der portalvenösen Flußgeschwindigkeit wurde bei Patienten mit Leberzirrhose beobachtet [11, 22], außerdem bei chronisch-aggressiver Hepatitis und idiopathischer portaler Hypertension [7]. Durch gleichzeitige Erweiterung des Durchmessers der V. portae kann das Blutflußvolumen bei diesen Patienten konstant gehalten werden, wobei sogar eine Tendenz zum Anstieg des Blutflußvolumens beobachtet wurde [14, 19]. Dies beruht offensichtlich auf einem Adaptationsmechanismus der Druck-Volumen-Kurve des Portalgefäßsystems. Bei ausgeprägter portaler Hypertension mit hepatofugalem Fluß ist dieser Adaptationsmechanismus jedoch nicht mehr in der Lage, eine Reduktion des portalvenösen Flußvolumens zu verhindern.

Über eine Beziehung zwischen erhöhten Druckwerten in der V. portae und der portalvenösen Hämodynamik gibt es nur wenige Berichte. Moriyashu et al. [7] beobachteten eine schwache Korrelation zwischen dem „Kongestionsindex“ (Gefäßquerschnitt/Strömungsgeschwindigkeit) und portalvenösen Druckwerten. Die Erfassung pathologischer Strömungsmuster kann jedoch in Zusammenhang mit anderen klinischen Zeichen, wie z. B. Splenomegalie, als indirektes Zeichen einer portalen Hypertension gewertet werden und einen Hinweis auf die Progression eines chronischen Leberparenchymschadens liefern [9]. Im Kindesalter gewinnt die zystische Fibrose als Ursache eines Leberparenchymschadens immer größere Bedeutung. Durch die höhere Lebenserwartung von Patienten mit zystischer Fibrose wird die Lebermitbeteiligung im Rahmen dieser Erkrankung häufiger beobachtet. Die Inzidenz einer chronischen Leberschädigung bei zystischer Fibrose wird zwischen 20 und 50% angegeben, die Erstmanifestation ist unterschiedlich, im allgemeinen wird sie mit zunehmendem Alter häufiger.

Parenchymatöse Lebererkrankungen verursachen Veränderungen der Leberdurchblutung, insbesondere des Portalgefäßsystems. Bei Patienten mit zystischer Fibrose wurde eine signifikante Zunahme des Durchmessers bzw. ein signifikanter Abfall der Strömungsgeschwindigkeit der V. portae im Vergleich

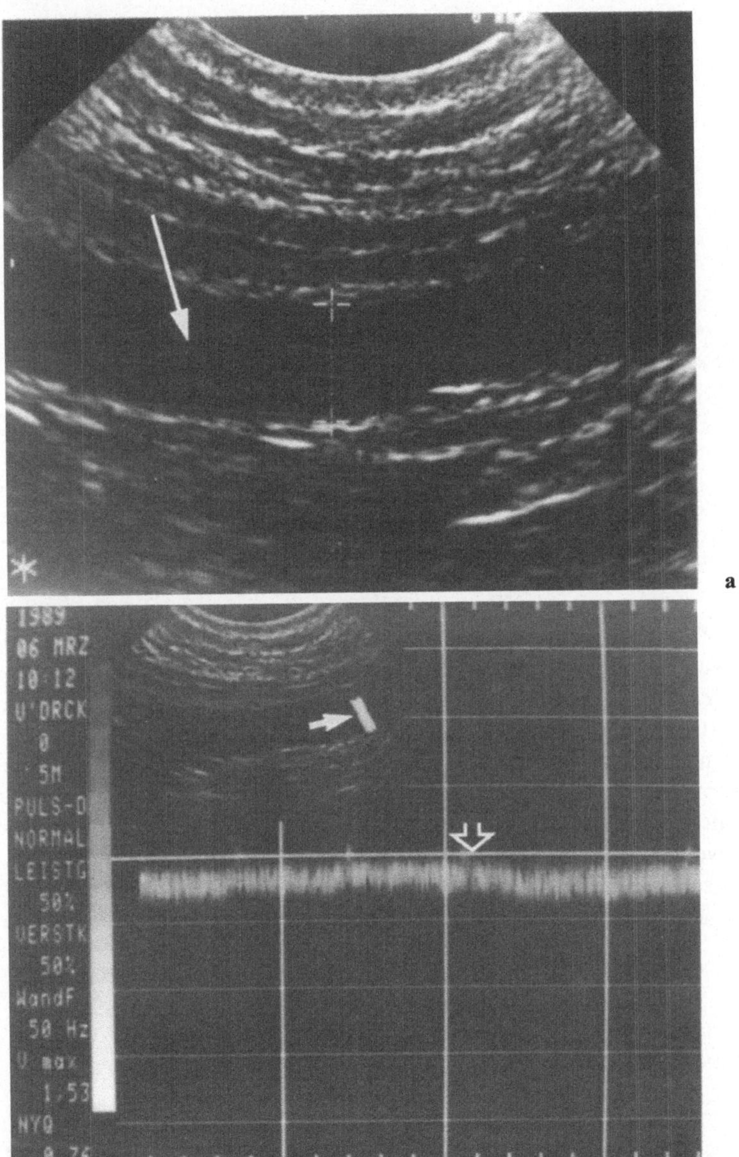

Abb. 3.9 a, b. Cruveilhier-Baumgarten-Syndrom (rekanalisierte V. paraumbilicalis). 15 Jahre altes Mädchen mit Hepatosplenomegalie bei portaler Hypertension. **a** Longitudinalschnitt in der Medianebene supraumbilikal. Subkutan tubuläre, echofreie Struktur (←) mit einem Durchmesser von 7 mm (*Meßpunkte*). **b** Meßvolumen (←) in fraglicher Struktur. Doppler-Signal zeigt portalvenöses Flußprofil unterhalb der Nullinie (⇦) und damit vom Doppler-Schallstrahl weg gerichtet (hepatofugaler Fluß). Diagnose: rekanalisierte V. paraumbilicalis

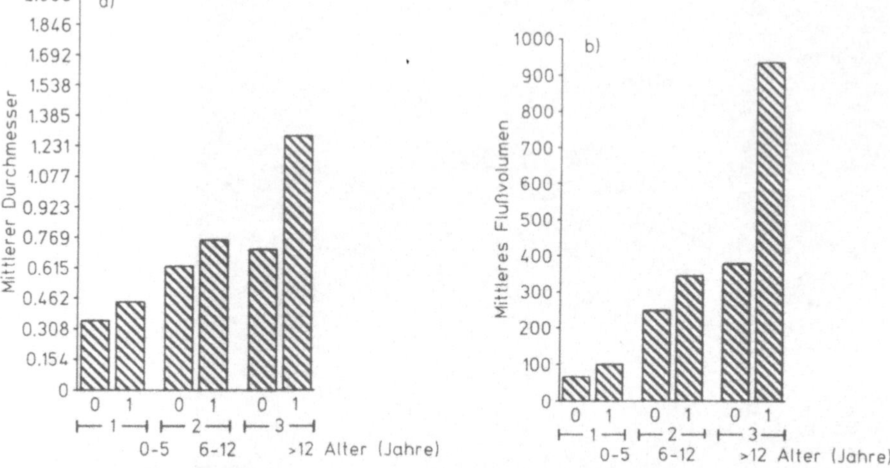

Abb. 3.10 a, b. Änderungen der portalvenösen Hämodynamik bei zystischer Fibrose. Varianzanalyse: Durchmesser (**a**) und Flußvolumen (**b**) der V. portae in verschiedenen Altersgruppen bei Patienten mit zystischer Fibrose (*1*) und Kontrollgruppe (*0*)

zu einem Normalkollektiv beschrieben [19]. Der gleichzeitig beobachtete Anstieg des portalvenösen Flußvolumens dürfte mit dem erwähnten Anpassungsmechanismus der Druck-Volumen-Kurve der V. portae in Zusammenhang stehen (Abb. 3.10), wobei jedoch auch zusätzliche hämodynamische Veränderungen im Rahmen der zystischen Fibrose ursächlich in Frage kommen. Die Leberfunktionsproben werden bei zystischer Fibrose häufig erst relativ spät pathologisch und können sogar, bei Vorhandensein portosystemischer Kollateralen, nicht wesentlich von der Norm abweichen. Unter diesem Aspekt kommt der frühzeitigen Erfassung hämodynamischer Veränderungen des Portalgefäßsystems im Rahmen dieser Erkrankung eine wichtige prognostische Bedeutung zu.

3.3 Lebertransplantation

Besonderes Augenmerk verdient der Einsatzbereich der Duplexsonographie nach Lebertransplantation. Die orthotope Lebertransplantation stellt heute eine allgemein anerkannte therapeutische Maßnahme bei irreversiblem Leberversagen sowohl im Kindes- als auch im Erwachsenenalter dar. Der Duplexsonographie kommt dabei eine wichtige Rolle in der präoperativen Diagnostik ebenso wie in der postoperativen Überwachung von Patienten nach Lebertransplantation zu [1].

Die präoperative Vorbereitung konzentriert sich in erster Linie auf die Darstellung der vaskulären Anatomie. Dabei leistet die Duplexsonographie durch Darstellung der Strömungsverhältnisse des Portalgefäßsystems eine wichtige Hilfe bei der Auswahl der geeigneten Patienten. Der Nachweis eines offenen Portalvenenasts entsprechender Größe ist die Voraussetzung für die Durchführung einer Anastomose.

In der postoperativen Phase ist die frühzeitige Erfassung von Komplikationen für das Erhalten des Transplantats von ausschlaggebender Bedeutung. Freie Druchgängigkeit der V. cava inferior, der V. portae und der A. hepatica müssen dokumentiert werden, um vaskuläre Komplikationen auszuschließen. Die A. hepatica zeigt einen pulsatilen Blutfluß mit breiter diastolischer Strömungsamplitude wie bei einem arteriellen Gefäß mit niedrigem Gefäßwiderstand. Die V. portae ist durch den kontinuierlichen Fluß niedriger Amplitude leicht identifizierbar (Abb. 3.11). Die häufigsten Komplikationen der frühen postoperativen Phase sind der Verschluß der A. hepatica mit konsekutiver Infarzierung des Transplantats, eine Thrombose des Portalvenenasts, die akute Transplantatabstoßung und die biliäre Obstruktion [17].

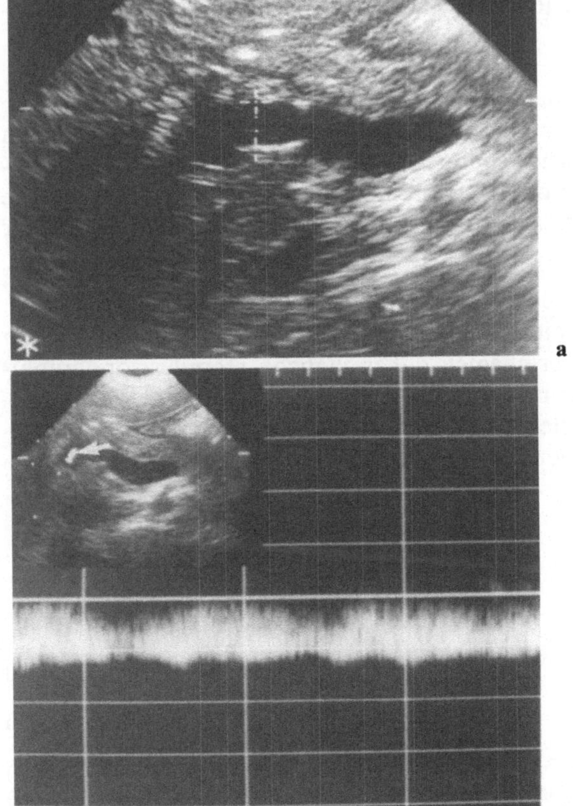

Abb. 3.11 a, b. Reguläre Perfusion eines Lebertransplantats. **a** Oberbauchtransversalschnitt. 3 Jahre altes Mädchen, 6 Monate nach Lebertransplantation. V. portae zwischen 2 Meßpunkten. **b** Meßvolumen (←) in V. portae: Kontinuierlicher, hepatopetal gerichteter Fluß

1) Verschluß der A. hepatica. Besonders in der frühen postoperativen Phase ist die Lebensfähigkeit des Transplantats von der Blutversorgung über die A. hepatica abhängig. Der Verschluß der A. hepatica stellt bei Kindern eine häufigere Komplikation als bei Erwachsenen dar (11,8% bei Kindern; 3,4% bei Erwachsenen) und verlangt eine rasche chirurgische Intervention. Mit Hilfe der Duplexsonographie kann aufgrund des fehlenden Flußsignals in der A. hepatica die Diagnose gestellt werden. In der späten postoperativen Phase ist die Versorgung über die A. hepatica nicht so kritisch, da die Blutversorgung der Leber über Kollateralen gewährleistet wird.

2) Thrombose der V. portae. Ein fehlendes Flußsignal in der V. portae kann den Verdacht auf eine Thrombose dieses Gefäßes lenken.

3) Akute Abstoßung: Die akute vaskuläre Abstoßungskrise stellt die häufigste Komplikation nach Lebertransplantation dar. Der Anstieg des peripheren Gefäßwiderstands manifestiert sich in einer Reduktion bzw. einem Verlust der diastolischen Strömungsamplitude. Diese Änderungen der Hämodynamik werden in analoger Weise bei der akuten vaskulären Abstoßung nach Nierentransplantation beobachtet (s. Kap. 4.2), allerdings sind die Veränderungen nach Lebertransplantation offensichtlich nicht so spezifisch wie nach Nierentransplantation.

4) Biliäre Obstruktion: Dilatierte Gallengänge in der Porta hepatis können aufgrund der Echtzeitsonographie oft nicht von Varizen, z. B. im Rahmen einer kavernösen Transformation, unterschieden werden. Das fehlende Doppler-Signal nach Positionieren des Meßvolumens in die fragliche anatomische Struktur charakterisiert den Gallengang und weist auf das Vorliegen einer Obstruktion hin (s. Abb. 1.6).

Trotz verbesserter Überlebensraten [5] ist die Lebertransplantation nach wie vor mit einer hohen Morbidität und Mortalität behaftet. Zur Aufdeckung vaskulärer Komplikationen erscheinen daher tägliche Doppler-sonographische Kontrollen in der frühen postoperativen Phase gerechtfertigt. In der späten postoperativen Phase spielen vaskuläre Komplikationen eine eher untergeordnete Rolle, dementsprechend ist der Stellenwert der Duplexsonographie geringer anzusetzen.

Literatur

1. Barton P, Jantsch H, Pichler W, Schurawitzki H, Stiglbauer R, Lechner G (1989) Ultraschalldiagnostik nach Lebertransplantation. ROFO 151:145–153
2. Bellamy EA, Bossi MC, Cosgrove DO (1984) Ultrasound demonstration of changes in the normal portal venous system following a meal. Br J Radiol 57:147–149
3. Bolondi L, Gandolfi L, Arienti V, Caletti GC, Corcioni E, Gasbarrini G, Labo G (1982) Ultrasonography in the diagnosis of portal hypertension: diminished response of the portal vessels to respiration. Radiology 142:167–171

4. Czembirek H, Leitner H, Gritzmann N (1985) Verschluß oder Stenose der splenoportalen Achse. Zusatzinformation durch Duplex-Sonographie? ROFO 143:530–533
5. Gartner JC, Zitelli BJ, Malatack JJ, Shaw BW, Watsuki S, Starzl TE (1984) Orthotopic liver transplantation in children: two-year experience with 47 patients. Pediatrics 74:140–145
6. Goyal AK, Pokharna DS, Sharma SK (1989) Effects of a meal on normal and hypertensive portal venous system: a quantitative ultrasonographic assessment. Gastrointest Radiol 14:164–166
7. Moriyashu F, Nishida O, Ban N, Nakamura T, Sakai M, Miyake T, Uchino H (1986) „Congestion index" of the portal vein. AJR 146:735–739
8. Mostbeck GH, Wittich GR, Herold C, Vergesslich KA, Walter RM, Frotz S, Sommer G (1989) Hemodynamic significance of the paraumbilical vein in portal hypertension: assessment with duplex US. Radiology 170:339–342
9. Needleman LM, Kurtz AB, Bezzi M (1986) Doppler US evaluation of the hypertensive portal system. Radiology 161:32 (abstract)
10. Ohnishi K, Saito M, Koen H, Nakayama F, Numura F, Okuda K (1985a) Pulsed Doppler flow as a criterion of portal venous velocity: comparison with cineangiographic measurements. Radiology 154:495–498
11. Ohnishi K, Saito M, Nakayama T, Iida S, Nomura F, Koen H, Okuda K (1985b) Portal venous hemodynamics in chronic liver disease: effects of posture change and exercise. Radiology 155:757–761
12. Patriquin H, Lafortune M, Burns PN, Bauzat M (1987) Duplex Doppler examination in portal hypertension: technique and anatomy. AJR 149:71–74
13. Rector WG, Campra J, Ralls W, Charms M (1986) Utility and limitations of splanchnic venous ultrasonography in diagnosis of portal hypertension. J. Clin. Ultrasound 14:689–696
14. Sato S, Ohnishi K, Sugita S, Okuda K (1987) Splenic artery and superior mesenteric artery blood flow: non-surgical Doppler US measurement in healthy subjects and patients with chronic liver disease. Radiology 164:347–352
15. Subramanyam BR, Balthazar EJ, Raghavendra N, Lefleur RS (1983) Sonographic evaluation of patients with portal hypertension. Am J Gastroenterol 78:369–373
16. Taylor KW, Burns PN, Woodcock JP, Wells PNT (1985) Blood flow in deep abdominal and pelvic vessels: ultrasonic pulsed-Doppler analysis. Radiology 154:487–493
17. Taylor KJW, Morse SS, Weltin GG, Rieley CA, Flye MW (1986) Liver transplant recipients: portable duplex US with correlative angiography. Radiology 159:357–363
18. Vergesslich KA (1987) Die Hämodynamik des Portalkreislaufes bei Kindern. Eine Analyse mittels Duplex-Sonographie. Facultas, Wien
19. Vergesslich KA, Götz M, Mostbeck G, Sommer G, Ponhold W (1989) Portal venous blood flow in cystic fibrosis: assessment by Duplex Doppler sonography. Pediatr Radiol 19:371–374
20. Weinreb J, Kumari S, Philipps G, Pochaczevsky R (1982) Portal vein measurements by real-time-sonography. AJR 139:497–499
21. Weltin G, Taylor KJW, Carter AR, Taylor CR (1985) Duplex Doppler: identification of cavernous transformation of the portal vein. AJR 144:999–1001
22. Wheelock IL (1984) Anatomy with emphasis on vessels. In: Sanders RC (ed) Clinical sonography. Little Brown, Boston, Toronto pp 35–45
23. Zoli M, Marchesini G, Cordiani MR, Pisi P, Brunori A, Trono A, Pisi E (1986) Echo-Doppler measurement of splanchnic blood flow in control and cirrhotic subjects. J Clin Ultrasound 14:429–435

4 Renale Hämodynamik

4.1 Orthotope Nieren

Die Darstellung der renovaskulären Hämodynamik orthotoper Nieren ist möglich, jedoch methodisch aufwendig. Atembewegungen und Gasüberlagerung beeinträchtigen das Doppler-Signal. Es wurde daher eine Technik entwickelt, das Strömungsprofil der A. renalis nicht unmittelbar vom Abgang der Nierenarterie aus der Aorta abdominalis, sondern vom Nierenhilus zu erhalten (Abb. 4.1). In der Regel ist es einem erfahrenen Untersucher möglich, innerhalb von maximal 30 min ein auswertbares Doppler-Flußmuster zu erhalten. Die Untersuchung in nüchternem Zustand (8 Std. nach der letzten Mahlzeit) erleichtert den Untersuchungsvorgang, allerdings ist dies bei Kindern normalerweise nicht erforderlich. Die Untersuchung der Nierengefäße wird am besten in rechter oder linker Seitenlage durchgeführt [8], wobei die Niere im Querschnitt dargestellt wird und das Meßvolumen in die im Nierenhilus pulsierende A. renalis positioniert wird. Die rechte Nierenarterie ist oft leichter einstellbar als die linke, wobei es nicht notwendig ist, das Gefäßlumen darzustellen. Das Meßvolumen soll so gewählt werden, daß der gesamte Gefäßquerschnitt von diesem eingenommen und dadurch das reflektierte Signal in seiner Intensität gesteigert wird.

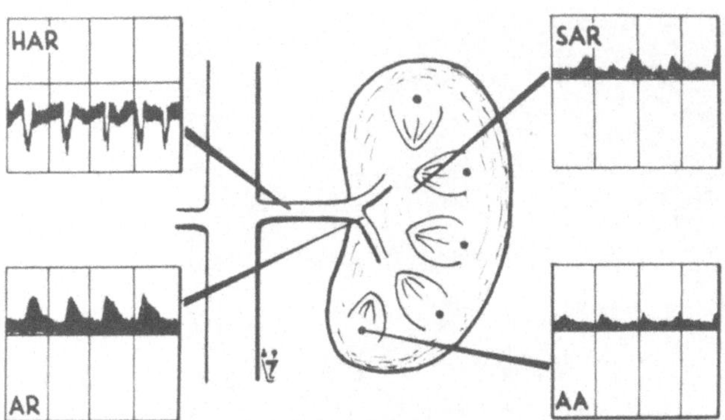

Abb. 4.1. Anatomie der Nierengefäße. *HAR* Hauptstamm der A. renalis, *AR* Ast der A. renalis im Nierenhilus, *SAR* Segmentarterie, *AA* A. arcuata. Die Venen verlaufen parallel zu den zugehörigen Arterien. (Nach Taylor 1987 [20])

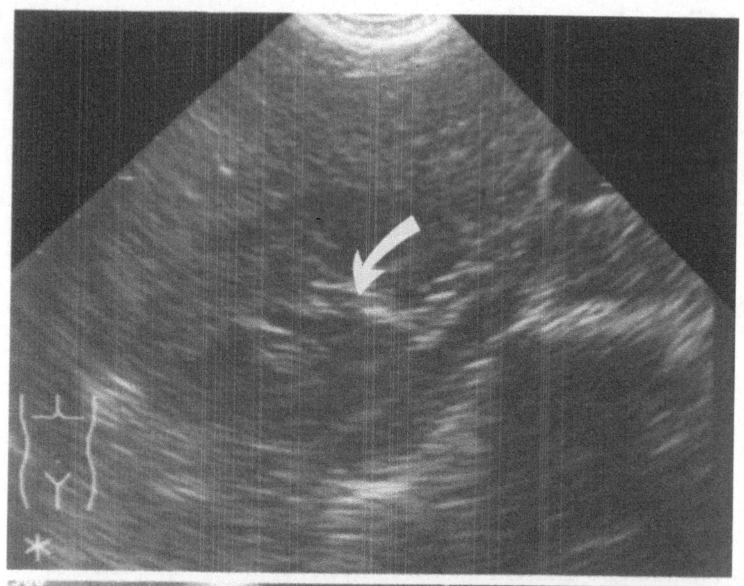

a

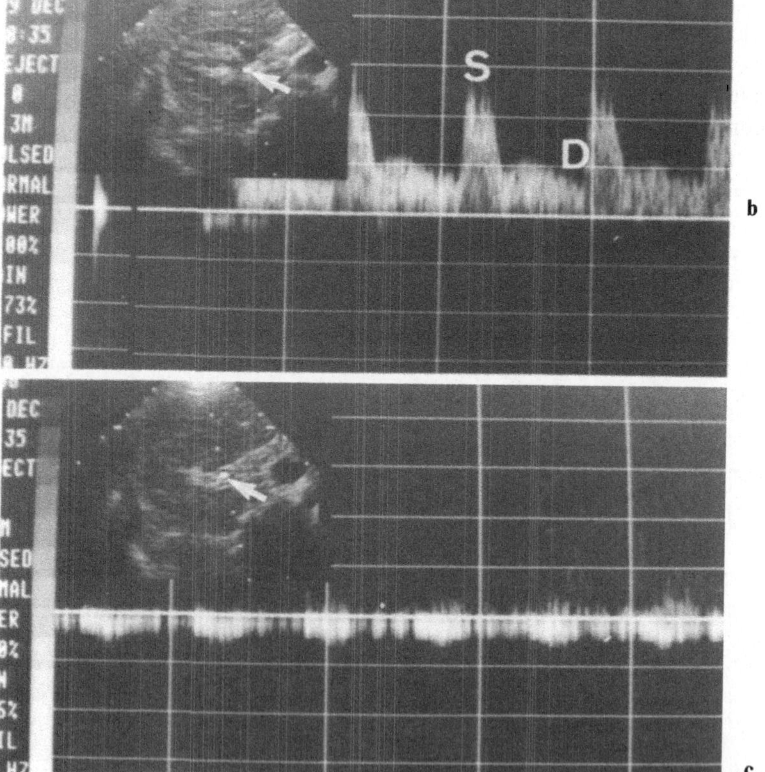

Tabelle 4.1. Indices zur Charakterisierung des Doppler-Flußprofils. *A* maximale systolische Amplitude, *B* enddiastolische Amplitude, *Mittel* der über einen Herzzyklus planimetrierte Mittelwert, A_i Amplitude der i-ten Komponente der durch das Fourier-Verfahren transformierten Welle

Gosling-Index	$\frac{1}{A_0^2}\sum_{i=1}^{n} A_i^2$
Pulsatilitätsindex	$\frac{A-B}{\text{Mittel}}$
Pourcelot-Index (=Widerstandsindex)	$\frac{A-B}{A}$

Die A. renalis zeigt das Flußprofil eines Gefäßes mit niedrigem Gefäßwiderstand, eine unidirektionale Strömung niedriger Pulsatilität (Abb. 4.2). In der Systole kommt es zu einem raschen Anstieg der Strömungsamplitude, in der Diastole wird die Amplitude kontinuierlich niedriger bis zum Wiederanstieg in der nächsten Systole. Die Doppler-Signale der Nierenvene zeigen die entgegengesetzte Strömungsrichtung wie die Nierenarterie und einen kontinuierlichen Fluß mit geringen respiratorischen und kardialen Schwankungen.

Bei schlanken Patienten ist auch die Darstellung der A. renalis direkt am Abgang aus der Aorta und der V. renalis an der Einmündungsstelle in die V. cava inferior möglich (Abb. 4.3).

Doppler-Signale können sowohl vom Hauptstamm der A. und V. renalis im Nierenhilus als auch von den Segmentarterien, den Interlobärarterien und den Aa. arcuatae abgeleitet werden. Allerdings ist die Darstellung dieser peripheren Gefäße in orthotopen Nieren äußerst schwierig.

Zahlreiche semiquantitative Parameter wurden eingeführt, um unabhängig vom Einfallswinkel des Doppler-Schallstrahls auf den im nachgeschalteten Stromgebiet vorliegenden Gefäßwiderstand rückschließen zu können (Tabelle 4.1). Dies spielt in der Nierendiagnostik eine sehr wichtige Rolle. Der erste dieser Indizes war der von Gosling et al. [7] 1969 beschriebene Pulsatilitätsindex, dessen Berechnung jedoch sehr aufwendig ist und in der Routinediagnostik keine Anwendung findet. Daher wurde dieser Index modifiziert, um seine Berechnung zu erleichtern (Abb. 4.4). Außerdem hat sich der Widerstandsindex nach Pourcelot [12] bewährt, der in seiner Berechnung noch einfacher ist und insbesondere in der Diagnose von Abstoßungsreaktionen nach Nieren-

◄

Abb. 4.2 a–c. Renovaskuläre Hämodynamik einer orthotopen Niere (Nierenhilus). **a** Rechte Niere im Querschnitt eingestellt. Zentraler Sinusechokomplex (↶) = Nierenhilus; während der Echtzeituntersuchung Gefäßpulsationen sichtbar. **b** Meßvolumen (◄–) in A. renalis im Nierenhilus: unidirektionale Strömung niedriger Pulsatilität. *S* maximale systolische Amplitude, *D* enddiastolische Amplitude. **c** Meßvolumen (◄–) in V. renalis im Nierenhilus: kontinuierliche, unidirektionale Strömung niedriger Geschwindigkeit

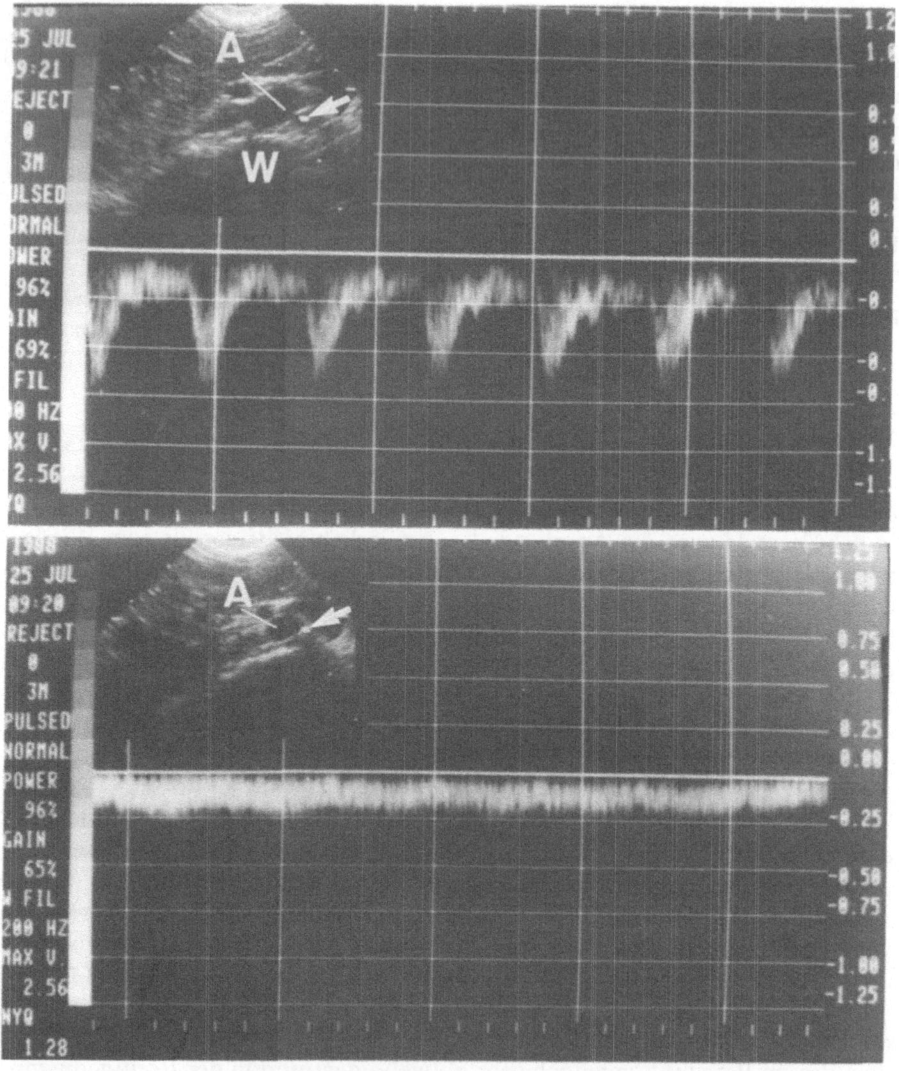

Abb. 4.3 a, b. Renovaskuläre Hämodynamik einer orthotopen Niere (am Gefäßabgang). **a** Oberbauchtransversalschnitt (*W* Wirbelsäule, *A* Aorta abdominalis). Meßvolumen (←) in A. renalis sinistra: unidirektionale Strömung niedriger Pulsatilität. **b** Oberbauchtransversalschnitt (*A* Aorta abdominalis). Meßvolumen (←) in V. renalis sinistra: kontinuierliche unidirektionale Strömung niedriger Geschwindigkeit

transplantation ein breites Anwendungsgebiet gefunden hat (Abb. 4.5). Weitere in der Literatur beschriebene Indizes [1, 2] sind speziellen Fragestellungen vorbehalten.

Bei der Untersuchung der renovaskulären Hämodynamik ist zu berücksichtigen, daß der arterielle Blutfluß altersabhängigen Schwankungen unterliegt. Wong et al. [23] fanden eine statistisch signifikante Zunahme des diastoli-

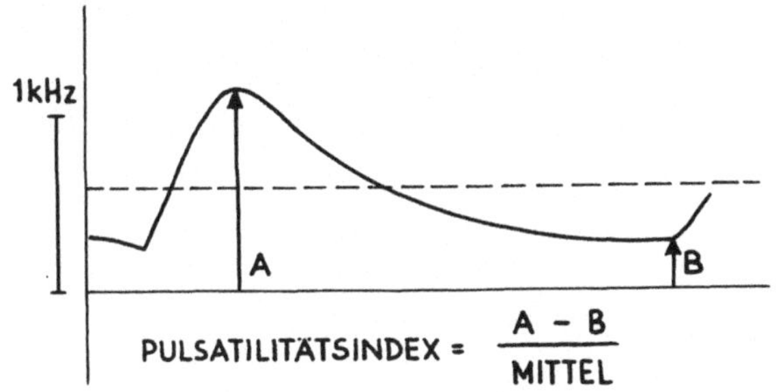

Abb. 4.4. Berechnung des Pulsatilitätsindex. *A* maximale systolische Amplitude, *B* enddiastolische Amplitude, *Mittel* planimetrisch errechnete mittlere Strömungsamplitude

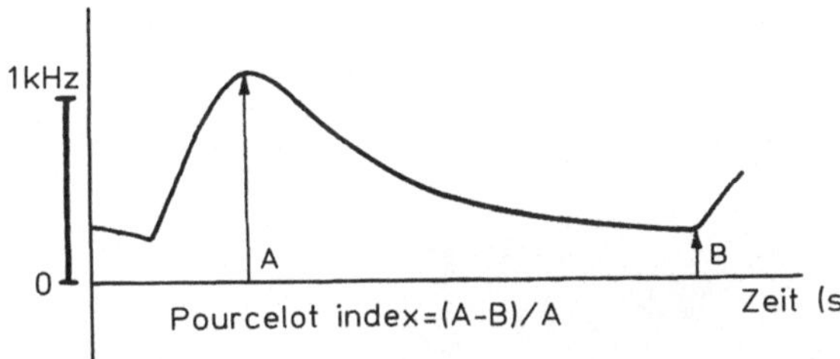

Abb. 4.5. Berechnung des Pourcelot-Index (Widerstandsindex). *A* maximale systolische Amplitude, *B* enddiastolische Amplitude

schen Flusses bei nierengesunden Kindern von über 1 Jahr gegenüber Kindern, die jünger sind als 1 Jahr, wobei eine Seitendifferenz zwischen rechter und linker Niere nicht nachgewiesen werden konnte. Sie betrachteten dies entweder als Folge einer insgesamt erhöhten Nierendurchblutung oder als Folge einer Verminderung des Widerstands der Nierengefäße im Vergleich zum Widerstand des Systemkreislaufs. Dies korreliert auch mit der Tatsache, daß die glomeruläre Filtrationsrate einen kontinuierlichen Anstieg nach der Geburt zeigt und zwischen dem 1. und 2. Lebensjahr Erwachsenenwerte erreicht.

Wichtige klinische Anwendungsgebiete der Duplexsonographie orthotoper Nieren sind der Nachweis einer Nierenarterienstenose oder eines Gefäßverschlusses und die Darstellung der Hämodynamik in Gefäßprothesen.

4.1.1 Nierenarterienstenose

Ein verengtes arterielles Segment ändert die laminare Strömung eines Gefäßes (s. Kap. 1, Abb. 1.11). Das normale Doppler-Flußsignal zeigt nur geringgradige Variationen der Geschwindigkeitsmaxima entlang des Gefäßquerschnitts. In einem stenotischen Abschnitt nimmt die Blutflußgeschwindigkeit zu, im poststenotischen Abschnitt wird die Blutströmung turbulent und multidirektional. Charakteristische Änderungen der Hämodynamik bei Vorliegen einer Nierenarterienstenose wurden von Greene et al. [9] beschrieben. Es kommt zu einem Jet-Effekt im engen Segment (abnorm hohe Geschwindigkeitsmaxima der Doppler-Flußkurve), zu Turbulenzen des poststenotischen Abschnitts

AR
P
AO

a

P
AO

b

1988
26 SEP
10:06
REJECT
0
3M
PULSED
NORMAL
POWER
97%
GAIN
71%
W FIL
50 HZ
MAX V
2.22
NYQ
1.11

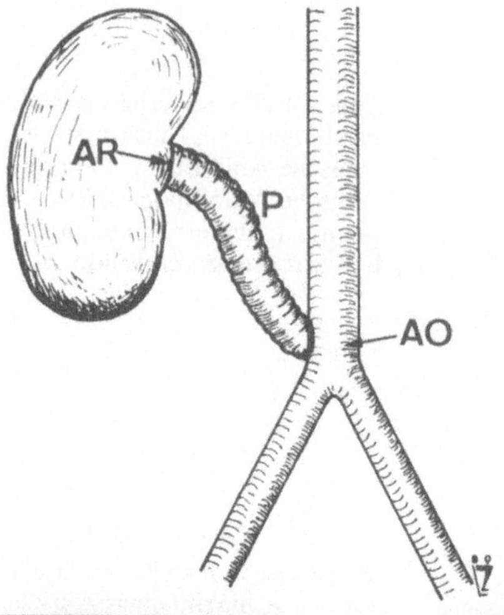

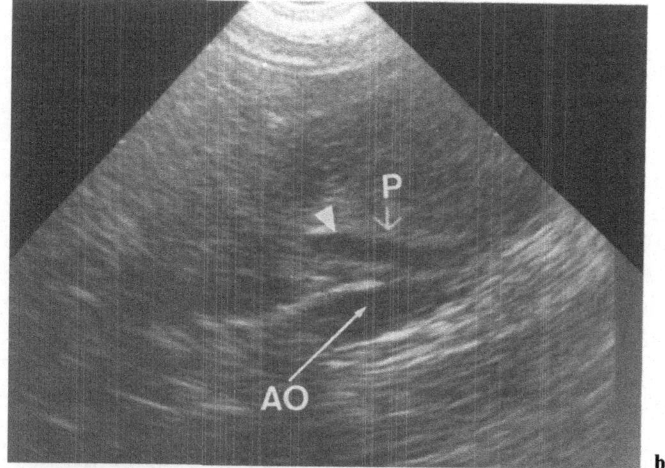

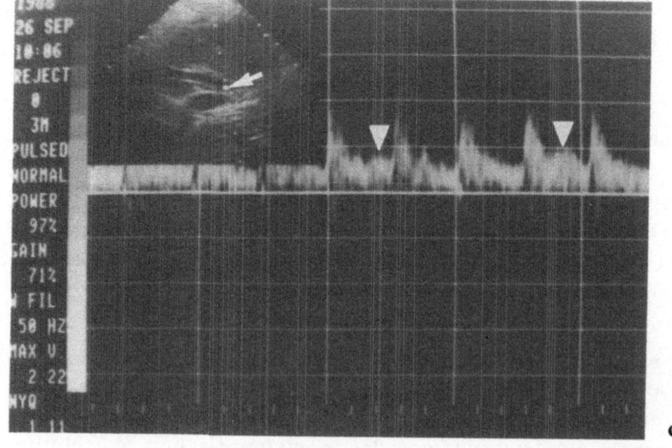

c

Abb. 4.6

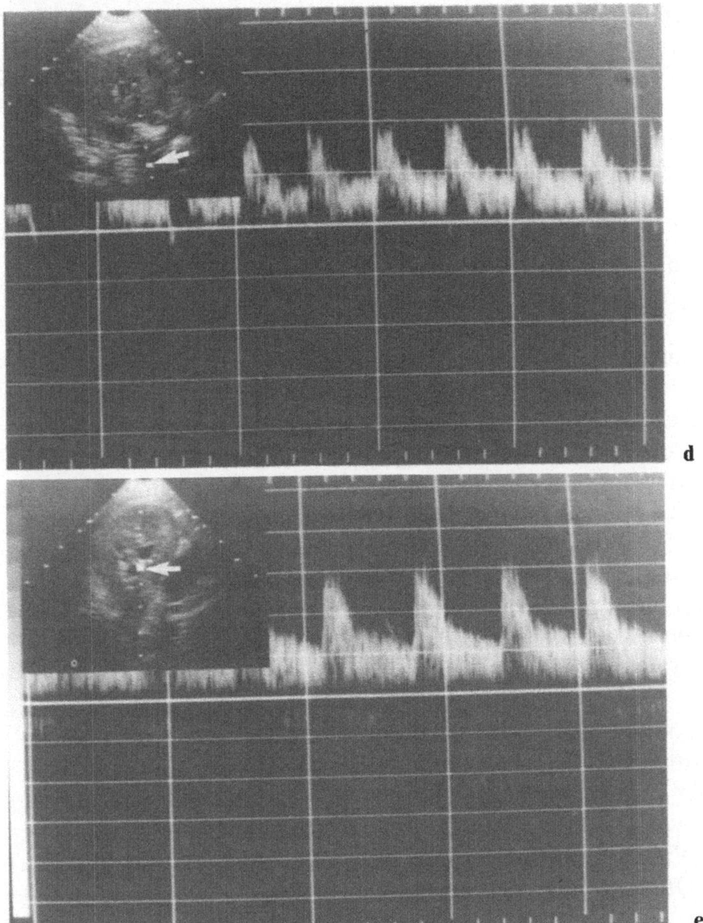

Abb. 4.6a–e. Hämodynamik einer Gefäßprothese. 15 Jahre alter Knabe, Hypertonie, Zustand nach Implantation einer Gefäßprothese bei proximaler Nierenarterienstenose. **a** Schema der Protheseimplantation. *P* Gefäßprothese, *AO* Aorta abdominalis, *AR* A. renalis. **b** Echtzeitsonogramm. Prothese (*P*) repräsentiert echofreies Rohr mit echoreicher Wand (◂). *AO* Aorta abdominalis. **c** Meßvolumen (◂–) in Prothese (distal): Pulsatile, unidirektionale Strömung an Anastomosenstelle mit geringen Turbulenzen (◂◂). **d** Meßvolumen (◂–) in Prothese (proximal): Pulsatile, unidirektionale Strömung nahe der Anastomosenstelle mit A. renalis. **e** Meßvolumen (◂–) in A. renalis im Nierenhilus. Unidirektionale Strömung niedriger Pulsatilität

(Verbreiterung der Doppler-Flußkurve) oder gar zu kompletten Obstruktion (fehlendes Flußsignal in der dargestellten Nierenarterie).

Der Anstieg des peripheren Gefäßwiderstands, der sich in einer Reduktion bzw. einem Fehlen der diastolischen Flußamplitude manifestiert, kann einerseits durch eine Nierenarterienstenose, andererseits jedoch auch durch eine Nierenparenchymerkrankung bedingt sein. Daher gilt dieser Befund zwar als ein sensitives, jedoch unspezifisches Zeichen [14, 18] und ist nur in Zusammenhang mit den klinischen Befunden zu werten.

Besonderes Interesse verdient die Darstellung der Doppler-Flußkurve beim akuten Nierenversagen. Bei diesem Krankheitsbild wurde ein Fehlen der diastolischen Flußamplitude in der gesamten oder in der späten Systole beschrieben [23]. Dieser Befund schien auch mit der Schwere des Krankheitsbilds zu korrelieren, so daß ihm eine gewisse prognostische Bedeutung zugeordnet werden kann. Nach Wiedereinsetzen der Nierenfunktion wurde ein Wiederauftreten des diastolischen Flusses beobachtet.

4.1.2 Gefäßverschluß

Die Duplexsonographie kann herangezogen werden, um einen Gefäßverschluß zu diagnostizieren oder auszuschließen. Es muß jedoch die Darstellung des Gefäßes vom Ursprung bis zum Nierenhilus gewährleistet sein. Ein fehlendes Flußsignal in der Nierenvene weist auf das Vorliegen einer Nierenvenenthrombose hin. Allerdings ist zu berücksichtigen, daß verschiedene Erkrankungen den Widerstand in den Nierengefäßen beeinflussen können und dadurch zu einer Abnahme der Blutflußgeschwindigkeit in der Nierenvene führen, wodurch falsch positive Resultate hervorgerufen werden können.

In der Pädiatrie ist die Nierenvenenthrombose während der Neugeborenenperiode zu beobachten. Deeg et al. [4] beschrieben bei diesem Krankheitsbild charakteristische Veränderungen der Doppler-Flußkurve. Neben der Reduktion der Flußamplitude in der Nierenvene fanden diese Autoren auch eine erhöhte Pulsatilität in den Nierenarterien mit Auftreten eines diastolisches Rückwärtsflusses. Diese Änderungen der renovaskulären Hämodynamik resultieren aus der Widerstandserhöhung in der peripheren Mikrozirkulation. Somit kommt der Duplexsonographie zusammen mit der Echtzeitsonographie eine wichtige Rolle sowohl bei der Diagnosestellung der Nierenvenenthrombose als auch in der Verlaufsbeobachtung zu.

4.1.3 Gefäßprothese

Ein weiteres klinisches Anwendungsgebiet der Duplexsonographie in der renalen Diagnostik stellt der Nachweis der Durchgängigkeit einer Gefäßprothese nach Operation einer Nierenarterienstenose dar. Die synthetische Wand der Prothese produziert stark reflektierende Echos, die sonographisch leicht identifiziert werden können. Postoperative Komplikationen bestehen im Auftreten eines Pseudoaneurysmas oder einer arteriovenösen Fistel, eines Hämatoms oder Seroms oder im Verschluß der Prothese [11]. Die Duplexsonographie kann direkt oder indirekt einen Hinweis auf diese Komplikationen geben (Abb. 4.6).

4.2 Heterotope Nieren

Im Gegensatz zu orthotopen Nieren sind heterotope Nieren aufgrund ihrer oberflächlichen Lage sonographisch sehr gut darstellbar. Die Untersuchung wird mit einem Schallkopf durchgeführt, welcher einerseits sensitiv genug ist, um die Blutströmung kleiner Gefäße des Nierenparenchyms zu erfassen, andererseits eine genügende Eindringtiefe ermöglicht, um das Transplantat und die zuführenden Gefäße darzustellen. Die gebräuchlichen Frequenzen sind 3,0 MHz oder 5,0 MHz. Um das Erkennen des Doppler-Signals zu erleichtern, sollte das Meßvolumen primär groß gewählt werden (5–10 mm), zur Optimierung wird es auf 1,5–3 mm reduziert.

Die Doppler-Flußkurve eines normal funktionierenden Transplantats zeigt das gleiche Strömungsprofil wie die A. renalis orthotoper Nieren: plötzlicher Anstieg der systolischen Amplitude gefolgt von einem langsamen Abfall der diastolischen Amplitude bis zum Beginn des nächsten Herzzyklus. Die Fluß-

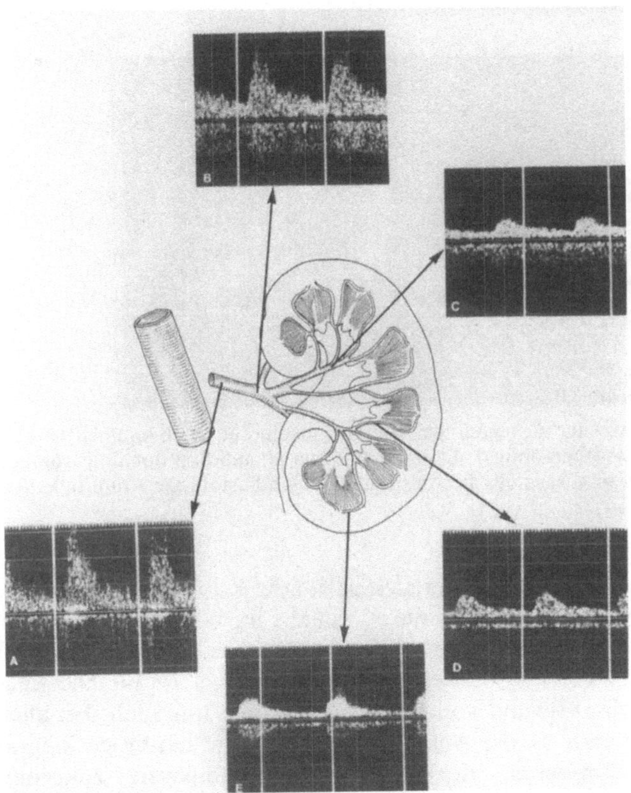

Abb. 4.7. Schema der Doppler-Flußkurven einer heterotopen Niere. *A* anastomosierter Hauptstamm der A. renalis, *B* A. renalis im Nierenhilus, *C* A. interlobaris, *D* Segmentarterie, *E* Arteria arcuata. (Nach Taylor 1987 [20])

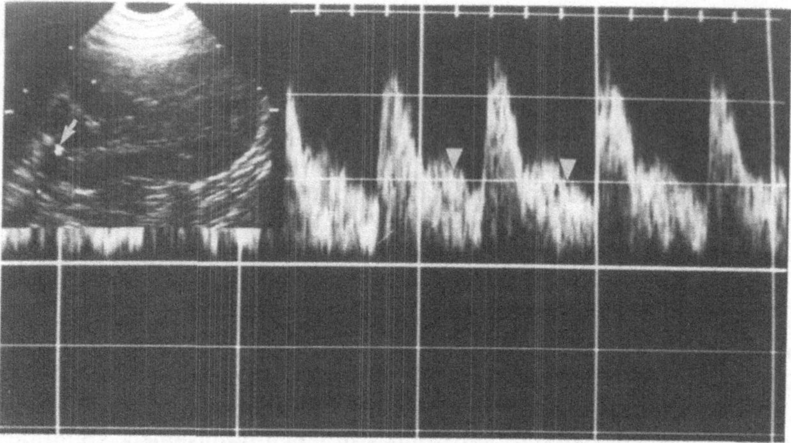

Abb. 4.8. Doppler-Flußkurve der Anastomose bei Zustand nach Nierentransplantation. Meßvolumen (◄–) knapp distal der Anastomose in zuführendem Ast der A. renalis. Unidirektionale Strömung niedriger Pulsatilität mit verbreiterter, etwas unregelmäßig begrenzter diastolischer Flußamplitude (◄◄): Turbulenzen

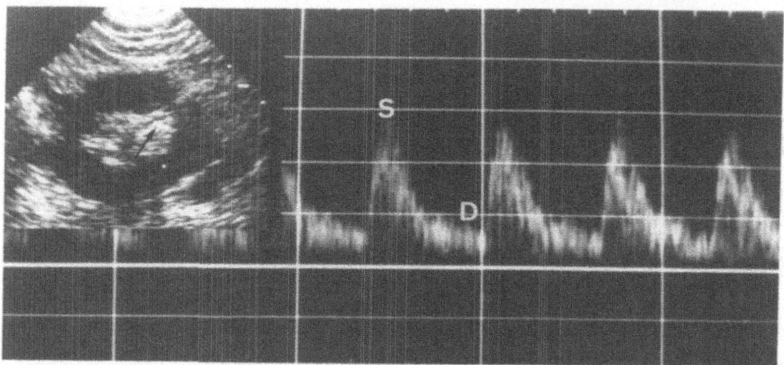

Abb. 4.9. Doppler-Flußkurve der A. renalis bei Nierentransplantat. Meßvolumen (◄–) im Hauptstamm der A. renalis (Nierenhilus). Doppler-Flußkurve: unidirektionale Strömung niedriger Pulsatilität. *S* maximale systolische Amplitude, *D* enddiastolische Amplitude. Reguläre Transplantatperfusion

richtung ist während des gesamten Herzzyklus unidirektional. Das gesamte Gefäßgebiet von der Anastomose über die A. renalis im Nierenhilus und die Segmentarterien, Interlobärarterien, und die Aa. arcuatae sollten im Rahmen einer vollständigen Untersuchung dargestellt werden (Abb. 4.7) [20]. Die Anastomosenstelle ist jedoch aufgrund von Darmgasüberlagerung nicht bei allen Patienten zu dokumentieren. In der Anastomose selbst sind häufig geringgradige Turbulenzen nachweisbar, denen kein Krankheitswert zukommt (Abb. 4.8). Der Hauptstamm der A. renalis wird ausgehend vom Nierenhilus nach proximal aufgesucht (Abb. 4.9). Die Segmentarterien bzw. die Interlobärarterien sind entsprechend ihrer anatomischen Lokalisation vom Nieren-

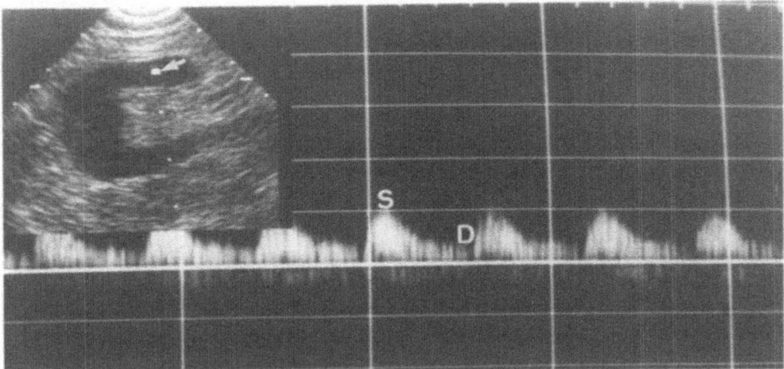

Abb. 4.10. Doppler-Flußkurve der A. arcuata bei Nierentransplantat. Meßvolumen (◄–) in A. arcuata an der Grenze zwischen Kortex und Medulla plaziert. Doppler-Flußkurve: unidirektionale Strömung niedriger Pulsatilität, folglich niedrige systolische (*S*) und diastolische (*D*) Amplituden in kleinerem Gefäß

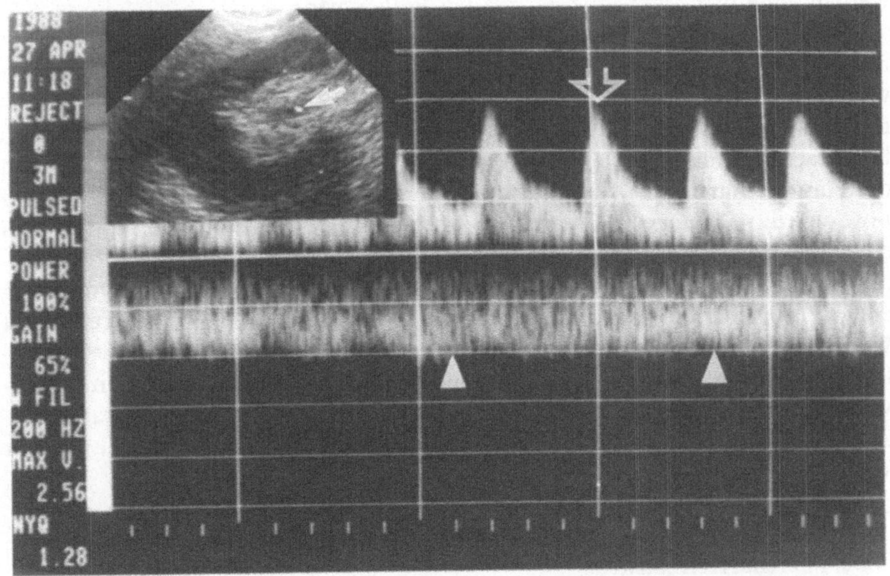

Abb. 4.11. Arterielle und venöse Hämodynamik bei regulärer Transplantatperfusion. Meßvolumen (◄–) im Nierenhilus plaziert. Simultane Registrierung der arteriellen Strömung (oberhalb der Nullinie, (⇦) und der venösen Strömung (unterhalb der Nullinie, ◄◄)

hilus nach distal auffindbar. Das Doppler-Signal der Aa. arcuatae ist an der kortikomedullären Grenzzone abzuleiten (Abb. 4.10). Die Amplituden der Flußkurven und damit die Strömungsgeschwindigkeiten nehmen von proximal nach distal ab, die Pulsatilität der Gefäße bleibt jedoch unverändert [17, 19]. Die Doppler-Signale der Segmentarterien sind in der Regel am leichtesten ableitbar und am zuverlässigsten auszuwerten [17].

Das Flußsignal der Nierenvene, welches dem der Nierenarterie entgegengesetzt gerichtet ist, wird häufig simultan mit der arteriellen Strömung auf einem Bild aufgezeichnet (Abb. 4.11).

Nierentransplantate können durch eine Reihe vaskulärer Komplikationen gefährdet sein, und zwar sowohl gefäßchirurgisch bedingt als auch durch immunologische Prozesse, welche die Funktion des Organs beeinträchtigen. Die wichtigsten vaskulären Komplikationen stellen der Gefäßverschluß, die Nierenarterienstenose, arteriovenöse Fisteln und die Abstoßungsreaktion dar.

4.2.1 Gefäßverschluß

Der komplette Gefäßverschluß kann als Folge technischer Schwierigkeiten zum Zeitpunkt der Operation oder im Rahmen einer perakuten Abstoßung auftreten. Falls kein arterielles Flußsignal abgeleitet werden kann und technische Ursachen ausgeschlossen sind, ist ein arterieller Verschluß anzunehmen. Nach komplettem arteriellen Verschluß kann die Niere nicht mehr gerettet werden, eine Nephrektomie ist in allen Fällen erforderlich.

Das komplette Fehlen des venösen Flußsignals weist auf einen Verschluß der Nierenvene hin, welcher in der Regel durch eine Thrombose verursacht wird. Die Nierenvenenthrombose stellt eine seltene Komplikation nach Nierentransplantation dar. Neben dem Fehlen des venösen Flußsignals kommt es bei diesem Krankheitsbild jedoch auch zu charakteristischen Veränderungen der Hämodynamik der Nierenarterien. Bei Patienten mit Nierenvenenthrombose wurde ein steiler Anstieg der systolischen Flußamplitude gefolgt von einem negativen, plateauartigen diastolischen Fluß gefunden [13]. Infolgedessen ist der Widerstandsindex >1. Diese Befunde stimmen mit den von Deeg et al. beschriebenen Veränderungen der Hämodynamik bei Neugeborenen mit Nierenvenenthrombose überein [4]. Trotz der hohen Sensitivität ist die Spezifität dieser Veränderungen jedoch gering, da z. B. auch nach multiplen Gefäßverschlüssen bei vaskulären Abstoßungskrisen, in welchen ein retrograder diastolischer Fluß zu beobachten ist, die venösen Flußsignale oft nicht ableitbar sind.

4.2.2 Nierenarterienstenose

Der Nachweis einer Nierenarterienstenose ist auch bei transplantierten Nieren möglich. Die charakteristischen Veränderungen der Doppler-Flußkurve gleichen denen von Nierenarterienstenosen in orthotopen Nieren, mit hohen Spitzengeschwindigkeiten (bei Verwendung eines 3-MHz-Schallkopfs bis zu 7,5 Hz) und dem Auftreten von Turbulenzen distal der Stenose [20]. Die Pathogenese der Nierenarterienstenose nach Nierentransplantation ist unbekannt. Diskutiert werden technische Mängel an der Anastomosenstelle, Verletzung der Arterie während der Entnahme der Spenderniere oder während ihrer Aufbewahrung, Abwinkelung der Arterie des Transplantats, Atherosklerose der

Empfängergefäße und subintimale Fibrosen. Aufgrund ihrer hohen Sensitivität und ihres nichtinvasiven Charakters sollte die Duplexsonographie als Screeningmethode bei Verdacht auf Nierenarterienstenose eingesetzt werden. Die Angiographie dient zur Verifikation des Befundes bzw. wenn erforderlich, als therapeutische Maßnahme (Angioplastie).

4.2.3 Arteriovenöse Fistel

Eine arteriovenöse Fistel tritt meist als Komplikation nach Nierenbiopsie auf. Die Diagnosestellung erfolgt durch den Nachweis einer turbulenten Strömung im Nierenparenchym, die zu einer sehr hohen Frequenzverschiebung (bis zu 10 kHz) führt. In neuerer Zeit hat sich die farbkodierte Doppler-Sonographie zum raschen Nachweis arteriovenöser Fisteln nach Nierentransplantation bewährt [10].

4.2.4 Akute Abstoßungskrise

Eine der bedrohlichsten Komplikationen stellt die akute Abstoßungskrise dar, welche zu jedem Zeitpunkt nach der Nierentransplantation auftreten kann. Histologisch werden 2 verschiedene Formen unterschieden.

1) Die akute vaskuläre Abstoßung, bei welcher die Gefäße Veränderungen im Sinne einer Endovaskulitis mit Endothelschwellung oder Vakuolisierung zeigen [21].
2) Die akute interstitielle Abstoßung, bei welcher das Interstitium ödematös verbreitert ist und eine unterschiedlich dichte mononukleäre Zellinfiltration aufweist.

Bei beiden Formen kommt es zu einer Erhöhung des Gefäßwiderstands, bei der akuten vaskulären Abstoßung in erster Linie durch intrinsische Faktoren, bei der akuten interstitiellen Abstoßung durch extrinsische Faktoren und Erhöhung des Vasomotorentonus. In der Praxis ist jedoch weniger die histologische Klassifizierung als vielmehr der klinische Verlauf von Bedeutung, da dieser das therapeutische Prozedere bestimmt. Dementsprechend erscheint die Einteilung in perakute, akute und chronische Abstoßungsreaktion sinnvoll [5].

Die Bestimmung des Pulsatilitätsindex [17] bzw. des Widerstandsindex [15] als semiquantitative Parameter hat in der Diagnostik der akuten Abstoßungskrise nach Nierentransplantation einen bedeutenden Stellenwert errungen. Im Rahmen einer akuten Abstoßung kommt es zu einer Abnahme der diastolischen Flußamplitude mit daraus resultierender Zunahme der Pulsatilität der Flußkurve. Bei manchen Patienten ist kein diastolischer Fluß zu beobachten (Abb. 4.12), manchmal tritt sogar ein diastolischer Rückfluß auf (Abb. 4.13). Dementsprechend nehmen Pulsatilitäts- und Widerstandsindex zu. Rigsby et al. [16] schrieben dieser Methode bei der Diagnosestellung einer akuten Abstoßungskrise eine Sensitivität von 75% und eine Spezifität von 90% zu.

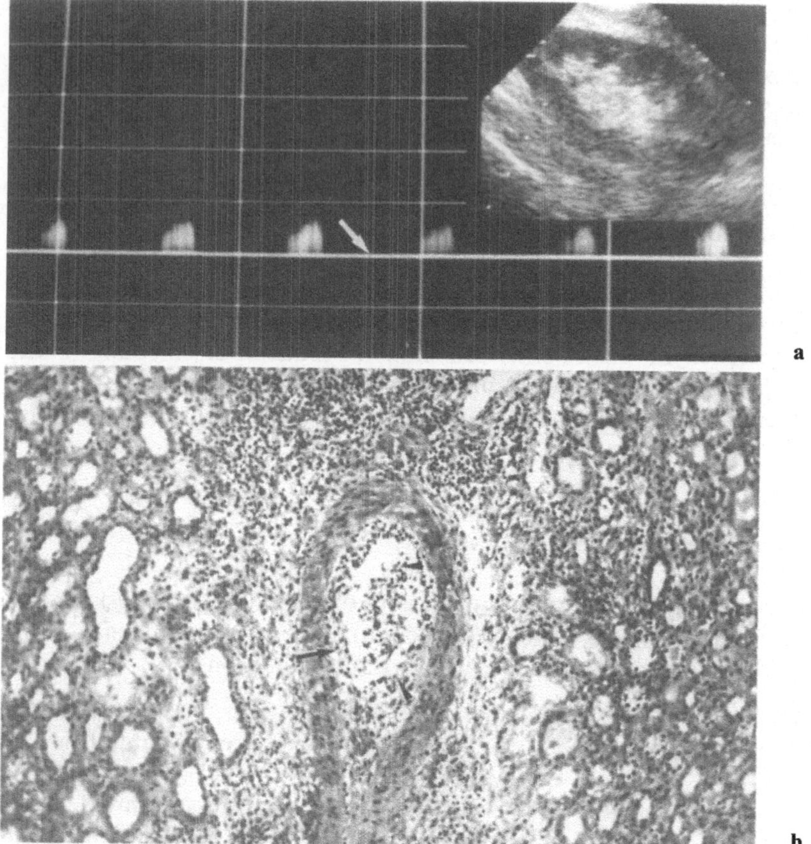

Abb. 4.12a, b. Doppler-Flußkurve bei akuter Transplantatabstoßung. 17 Jahre alter Knabe, 1 Woche nach Nierentransplantation. Rückgang der Harnproduktion (400 ml/24 h); Kreatinin 1,9 mg/dl. **a** Duplexsonogramm: fehlender diastolischer Fluß (←), Widerstandsindex = 1. **b** Histologie (Biopsie unmittelbar im Anschluß an Duplexsonographie): Schwellung und Desquamation der Endothelzellen (◄◄), subendotheliale mononukleäre Zellinfiltration (←), HE-Färbung, Verg. 250:1. Diagnose: akute vaskuläre Abstoßung

Bei einem pädiatrischen Kollektiv fanden Vergesslich et al. [22] einen statistisch signifikanten Unterschied zwischen dem Widerstandsindex bei physiologischer Transplantatfunktion (0,6 ± 0,1) und dem Widerstandsindex bei der akuten Abstoßung (0,9 ± 0,1), (Abb. 4.14). Diese Befunde unterstreichen die Rolle der Duplexsonographie als sensitives Untersuchungsverfahren in der Diagnosestellung einer akuten Abstoßungskrise. Ein klinisch wichtiges Problem ist die Differenzierung zwischen akuter Abstoßung und anderen Formen der Transplantatdysfunktion wie akute tubuläre Nekrose, Obstruktion, Cyclosporinintoxikation, Infektion. Zur Zeit ist es jedoch weder mittels Duplexsonographie noch mit anderen bildgebenden Verfahren möglich, eine ausreichend sensitive Differenzierung dieser Krankheitsbilder durchzuführen. Gen-

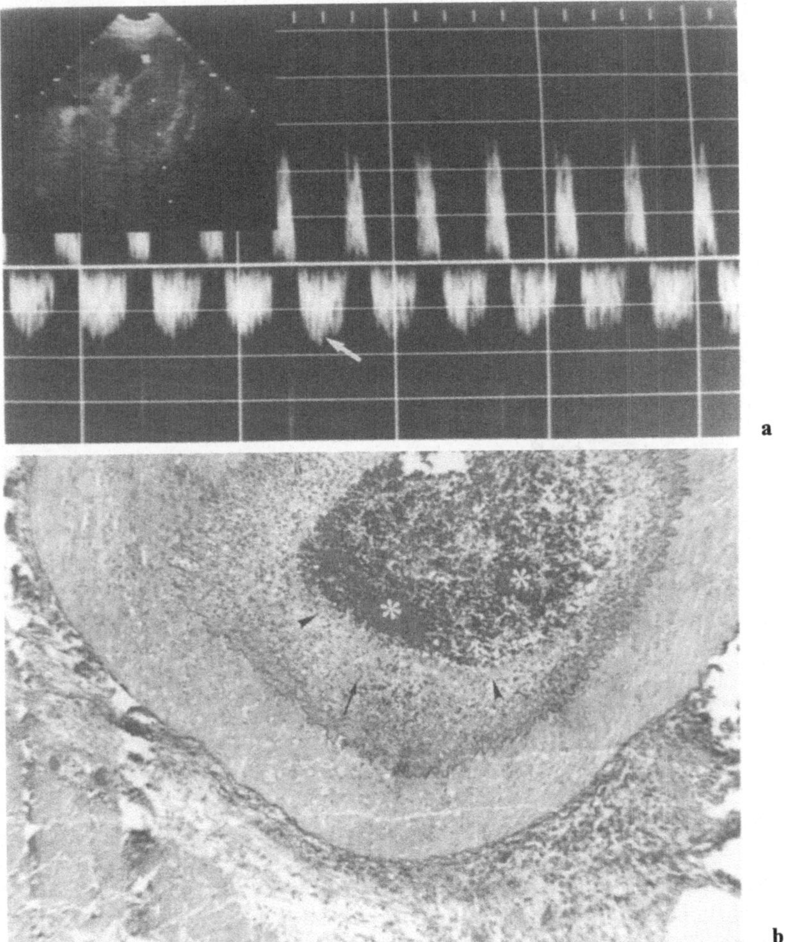

Abb. 4.13 a, b. Doppler-Flußkurve bei perakuter Transplantatabstoßung. 14 Jahre alter Knabe in postoperativer Phase nach Nierentransplantation. **a** Duplexsonogramm: negativer diastolischer Fluß (←). **b** Histologie (Biopsie im Anschluß an Duplexsonogramm): massive subendotheliale Schwellung (◀◀) mit Rundzellinfiltration (←). Fibrinthrombus (*Sterne*) verschließt Gefäßlumen. Diagnose: perakute Transplantatabstoßung mit Transplantatnekrose

kiens et al. [6] konnten der Duplexsonographie zur Diagnosestellung der akuten Abstoßung nur eine Sensitivität von 9% und eine Spezifität von 91% zuordnen. Sie beobachteten erhöhte Widerstandsindizes sowohl bei Patienten mit Cyclosporinintoxikation oder akuter tubulärer Nekrose als auch bei chronischer Abstoßung. Don et al. [5] hingegen fanden signifikant erhöhte Widerstandsindizes außer bei der akuten Abstoßung nur bei Patienten mit chronischer Abstoßung mit Ureterobstruktion.

Unter Berücksichtigung dieser Punkte kann gesagt werden, daß die Duplexsonographie ein sehr genaues Untersuchungsverfahren zum Nachweis

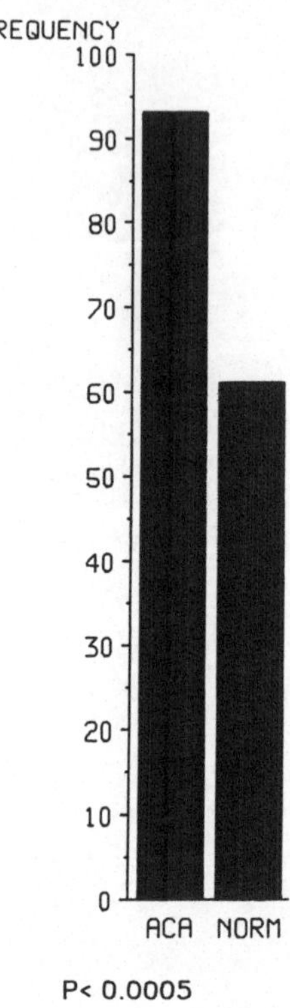

Abb. 4.14. Mittlerer Pourcelot-Index (Widerstandsindex) bei akuter vaskulärer Abstoßung (*ACA*) und bei physiologischer Transplantatfunktion (*NORM*)

vaskulärer Komplikationen nach Nierentransplantation darstellt. Ihre Aussagekraft hinsichtlich der Differenzierung zwischen akuter Abstoßung und anderen Formen der Transplantatdysfunktion bleibt jedoch umstritten.

Literatur

1. Arima M, Ishibashi M, Usami M et al. (1979) Analysis of the arterial blood flow patterns of normal and allografted kidneys by the directional ultrasonic Doppler technique. J Urol 122:587–591
2. Berland LL, Lawson TL, Adams MB, Melrose BL, Foley WD (1982) Evaluation of renal transplants with pulsed Doppler duplex sonography. J Ultrasound Med 1:215–222
3. Burns PN (1987) The physical principles of Doppler and spectral analysis. J Clin Ultrasound 15:567–590
4. Deeg KH, Zeilinger G, Scharf J, Richter K, Michalk D, Rey M (1985) Diagnose der beidseitigen Nierenvenenthrombose im Säuglingsalter mit der gepulsten Dopplersonographie der Nierengefäße. Klin Pädiatr 197:467–472
5. Don S, Kopecky KK, Filo RS, Weapman SB, Thomalla JK, Jones JA, Klatte EC (1989) Duplex Doppler US of renal allografts: causes of elevated resistive index. Radiology 171:709–712

6. Genkiens SM, Sanfilippo FP, Caroll BA (1989) Duplex Doppler sonography of renal transplants: lack of sensitivity and specificity in establishing pathologic diagnosis. AJR 152:535–539
7. Gosling RG, King DH, Newman DL, Woodcock JP (1969) Transcutaneous measurement of arterial blood velocity by ultrasound. In: Ultrasonics for industry, Conference papers. IPC, Guildford, pp 16–32
8. Grant EG, Tessler FN, Perella RR (1989) Clinical Doppler imaging. AJR 152:707–717
9. Greene ER, Avasthi PS, Hodges JW (1987) Noninvasive Doppler assessment of renal artery stenosis and hemodynamics. J Clin Ultrasound 15:653–659
10. Middleton WD, Kellman GM, Nelson GL, Madrazo BL (1989) Postbiopsy renal transplant arteriovenous fistulas: color Doppler US characteristics. Radiology 171:253–257
11. Needleman L, Rifkin MD (1986) Vascular ultrasonography: abdominal applications. Radiol Clin North Am 24:461–484
12. Pourcelot L (1974) Applications cliniques de l'examen Doppler transcutane. In: Peronneau P (ed) Vélocimetrie ultrasonore Doppler. Inserm, Paris pp 213–240
13. Reuther G, Wanjura D, Bauer H (1989) Acute renal vein thrombosis in renal allografts: detection with duplex Doppler US. Radiology 170:557–558
14. Rifkin MD, Pasto ME, Goldberg BB (1985) Duplex Doppler examination in renal disease: evaluation of vascular involvement. Ultrasound Med Biol 11:341–346
15. Rifkin MD, Needleman L, Pasto ME et al. (1987) Evaluation of renal transplant rejection by duplex Doppler examination: value of the resistive index. AJR 148:759–762
16. Rigsby CM, Taylor KJW, Weltin G et al. (1986) Renal allografts in acute rejection: evaluation using duplex sonography. Radiology 158:375–378
17. Rigsby CM, Burns PN, Weltin GG, Chen B, Bia M, Taylor KJW (1987) Doppler signal quantitation in renal allografts: comparison in normal and rejecting transplants with pathologic correlation. Radiology 162:39–42
18. Rittgers SE, Norris CS, Barnes RW (1985) Detection of renal artery stenosis: experimental and clinical analysis of velocity waveforms. Ultrasound Med Biol 11:523–531
19. Schwaighofer B, Kainberger F, Stiglbauer R, Hübsch P, Traindl O, Barton P (1987) Duplex-Sonographie zur Beurteilung der normalen Strömungsverhältnisse am Nierentransplantat. Ultraschall 8:178–179
20. Taylor KJW, Morse SS, Rigsby CM, Bia M, Schiff M (1987) Vascular complications in renal allografts: detection with duplex Doppler US. Radiology 162:31–38
21. Ulrich W (1987) Morphologie von Nierentransplantaten. Springer, Wien New York S 5–12
22. Vergesslich KA, Khoss AE, Balzar E, Schwaighofer B, Ponhold W (1988) Acute renal transplant rejection in children: assessment by duplex Doppler sonography. Pediatr Radiol 18:474–478
23. Wong SN, Lo RNS, Yu ECL (1989) Renal blood flow pattern by noninvasive Doppler ultrasound in normal children and acute renal failure patients. J Ultrasound Med 8: 135–141

5 Hämodynamik der Tumorvaskularisation

Eine der Charakteristika des Tumorwachstums stellt die Angiogenese dar, bei welcher das Wachstum von Tumorgefäßen aus präexistenten Gefäßen induziert wird. In experimentellen Tumoren wurden Doppler-Spektren mit hohen Spitzengeschwindigkeiten und breiter diastolischer Strömungsamplitude beobachtet [2]. Dies wird in Zusammenhang mit lokalen Druckabfällen meist als Folge arteriovenöser Kurzschlußverbindungen angesehen. Mit Hilfe der Duplexsonographie ist es möglich, bei einigen intraabdominellen Tumoren charakteristische Flußsignale abzuleiten. Besonderes Augenmerk verdient die Fragestellung, ob es möglich ist, aus der Vaskularisation auf die Dignität eines Tumors zu schließen.

Zur Anwendung kommt bei größeren Kindern ein 3-MHz-Schallkopf, bei Säuglingen und Kleinkindern wird ein 5-MHz-Schallkopf verwendet. Um auch geringe Geschwindigkeiten erfassen zu können, sollte das Wandfilter möglichst niedrig (50 kHz) eingestellt werden. Seitz u. Kubale [3] differenzierten 3 verschiedene Vaskularisationstypen anhand der räumlichen Verteilung der Flußsignale:

1) Peripherer Typ: Die Doppler-Spektren sind aus der Peripherie des Tumors abzuleiten.
2) Zentraler Typ: Die Doppler-Spektren sind vom Zentrum des Tumors abzuleiten.
3) Kombinierter Typ.

Eine klinisch wichtige Fragestellung ist die Unterscheidung zwischen Hepatomen, Lebermetastasen und Hämangiomen. In Hepatomen finden sich ausgedehnte arteriovenöse Kurzschlußverbindungen entlang der Peripherie des Tumors [4]. Daraus resultieren Doppler-Signale mit hohen Spitzengeschwindigkeiten und breiter diastolischer Strömungsamplitude infolge von Turbulenzen (Abb. 5.1). Bei Hämangiomen hingegen ist der Blutfluß in den einzelnen Hohlräumen sehr langsam und kann auch bei Verwendung von Tiefpaßfiltern (Wandfilter 50 kHz) dem Doppler-sonographischen Nachweis entgehen. Manchmal läßt sich ein niederfrequentes, ungerichtetes Flußmuster ableiten. Die Unterscheidung zwischen Hämangiomen und echoreichen Metastasen der Leber ist auch unter Einbeziehung der Duplexsonographie äußerst schwierig, da die Flußcharakteristika maligner, sekundär neoplastischer Veränderungen der Leber denen von Hämangiomen sehr ähnlich sind. Auch bei Metastasen finden sich niederfrequente Flußmuster [5].

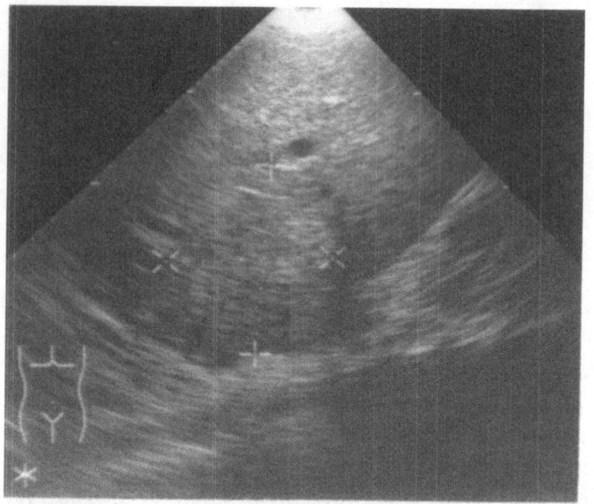

a

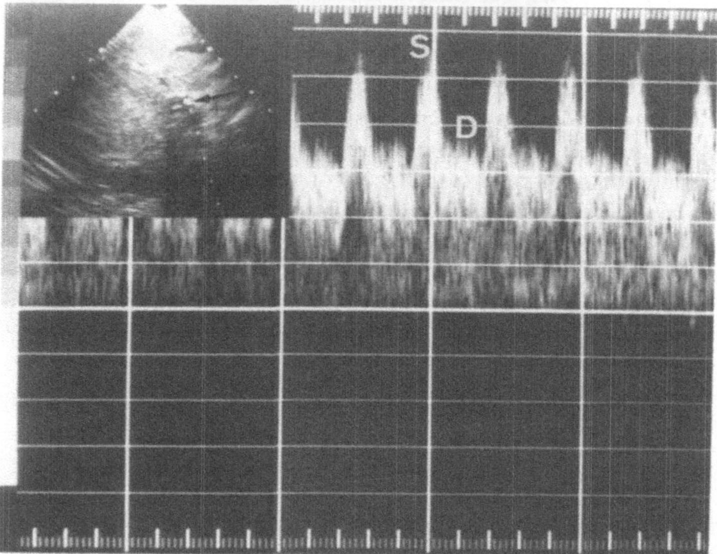

b

Abb. 5.1 a, b. Tumorvaskularisation. **a** Longitudinalschnitt rechter Leberlappen (14 Jahre alter Knabe). Echoreiche, runde Raumforderung intrahepatisch (zwischen den Meßpunkten). **b** Duplexsonogramm. Meßvolumen (←) in zuführendem arteriellen Gefäß am Rand des Tumors: pulsatile Strömung mit hohen systolischen Spitzengeschwindigkeiten (*S*) und Turbulenzen (breite diastolische Strömungsamplitude *D*): charakteristisches Strömungsprofil bei Hepatomen. Diagnose: hepatozelluläres Karzinom

Die Duplexsonographie kann ferner zum Nachweis der intravaskulären Tumorinvasion und einer dadurch bedingten Tumorthrombose herangezogen werden. Die intravaskulären Tumormassen verursachen entweder einen völligen Verschluß des Gefäßes und damit ein fehlendes Flußsignal oder, bei partiellem Verschluß, das Auftreten von Turbulenzen (Abb. 5.2). Moriyashu et al.

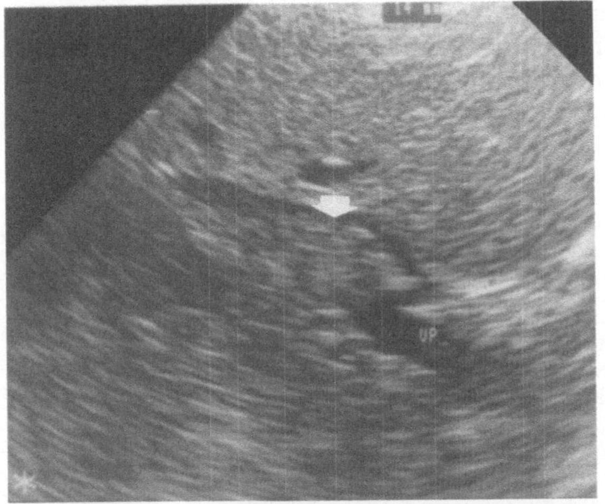

a

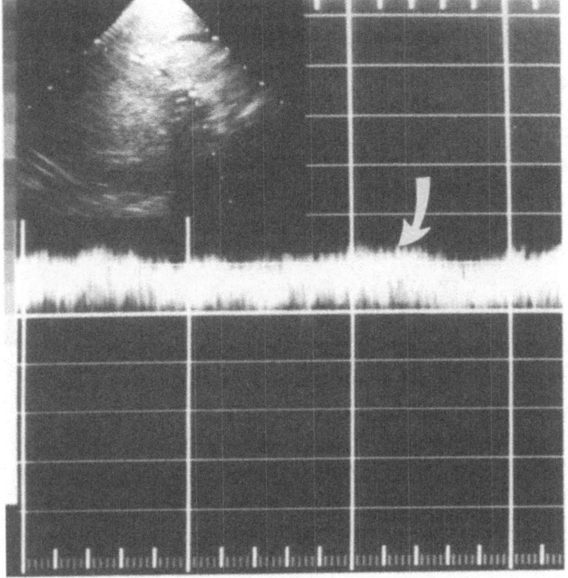

b

Abb. 5.2 a, b. Tumorinvasion. Gleicher Patient wie in Abb. 5.1. **a** Longitudinalschnitt durch Porta hepatis. In V. portae (*VP*) echoreiche Struktur (←) – Thrombus? Tumorinvasion? Gefäßlumen nur partiell okkludiert. **b** Distal des Thrombus regulärer, hepatopetal gerichteter portalvenöser Fluß (↶)

[1] beschrieben eine signifikante Abnahme der portal-venösen Flußgeschwindigkeit bei Patienten mit hepatozellulärem Karzinom und Zirrhose gegenüber einer Kontrollgruppe. Diese Veränderungen der Hämodynamik der V. portae wurden in Zusammenhang mit portaler Invasion des Tumors bzw. portaler Thrombose gewertet.

Außer bei Tumoren der Leber können auch bei Lymphomen und bei Lymphknotenmetastasen pathologische Flußsignale abgeleitet werden.

Der Einsatz der Duplexsonographie in der Tumordiagnostik stellt ein zwar vielversprechendes, aber noch zu wenig objektiviertes Untersuchungsverfahren dar. Zielsetzungen für die Zukunft könnten die Differenzierung zwischen benignen und malignen Raumforderungen, die Einteilung von Tumorstadien oder die Beurteilung von Arzneimittelwirkungen auf die Tumorvaskularisation sein [6]. Der Einsatz der farbkodierten Doppler-Sonographie könnte einen Schritt in diese Richtung führen.

Literatur

1. Moriyashu F, Ban N, Nishida O et al. (1986) Portal hemodynamics in patients with hepatocellular carcinoma. Radiology 161:707–711
2. Rubin JM, Carson PL, Zlotecki RA, Ensminger WD (1987) Visualization of tumor vascularity in a rabbit VX2 carcinoma by Doppler flow mapping. J Ultrasound Med 6:113–120
3. Seitz K, Kubale R (1988) Tumorvaskularisation und -diagnostik. In: Seitz K, Kubale R (Hrsg) Duplexsonographie der abdominellen und retroperitonealen Gefäße. Edition Medizin VCH, Weinheim, S 248–263
4. Taylor KJW (1988) Gastrointestinal Doppler ultrasound. In: Taylor KJW, Burns PN, Wells PNT (eds) Clinical applications of Doppler ultrasound. Raven, New York, pp 162–200
5. Taylor KJW, Ramos I, Morse SS, Fortune KL, Hammers L, Taylor CR (1987) Focal liver masses: differential diagnosis with pulsed Doppler US. Radiology 164:643–647
6. Taylor PM, Moreman B, Rimmer S, Isherwood I (1989) The effects of angiotensin II on Doppler signals from a soft-tissue tumor. Br J Radiol 62:331–334

6 Farbkodierte Doppler-Sonographie

Die neueste Entwicklung auf dem Gebiet der Ultraschalltechnologie stellt die farbkodierte Doppler-Sonographie oder Angiodynographie dar [1]. Primär wurde diese Methode in der kardiologischen Diagnostik eingesetzt. Mittlerweile stehen sensitive Geräte zur Verfügung, mit deren Hilfe auch die Blutströmung in anderen Organen dargestellt werden kann. Die farbkodierte Doppler-Sonographie ermöglichte es erstmals, ohne invasive Verfahren die Durchblutung des gesamten Bildausschnitts zu dokumentieren und mit der morphologischen Diagnostik der Gefäße und des umgebenden Gewebes zu kombinieren. Mit dieser Technologie werden alle reflektierten Schallwellen nach ihrer Frequenz- und Phasenverschiebung ausgewertet und dem Echtzeitbild farbig unterlegt [8]. Durch ein elektronisches Verfahren wird die Doppler-Frequenzverschiebung nicht von einem, sondern von zahlreichen Meßvolumen abgeleitet. Die Flußrichtung wird in 2 unterschiedlichen Farben wiedergegeben: rot bedeutet Strömung zum Schallkopf hin (analog einer positiven Doppler-Frequenzverschiebung im gepulsten Verfahren), blau Strömung in entgegengesetzter Richtung. Die Größe der Frequenzverschiebung wird durch die Farbin-

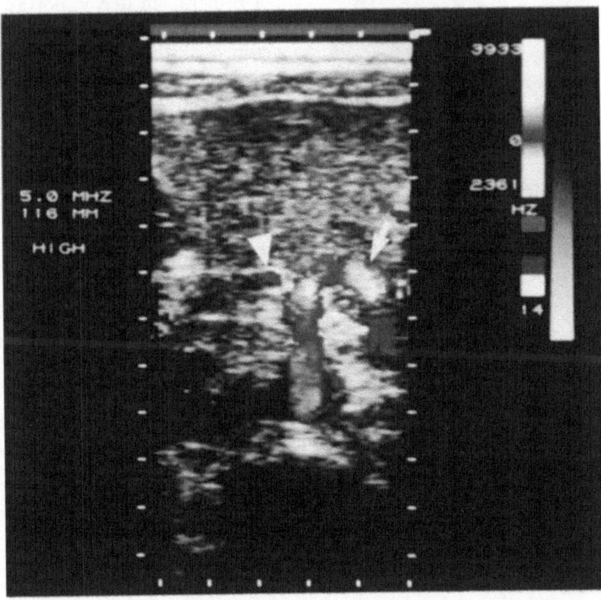

Abb. 6.1. Farbkodiertes Doppler-Sonogramm des Truncus coeliacus. Oberbauchtransversalschnitt: Teilung des Truncus coeliacus in A. lienalis (←) und A. hepatica communis (◂). *Rot* Blutfluß zum Schallkopf, *blau* Blutfluß vom Schallkopf weg gerichtet

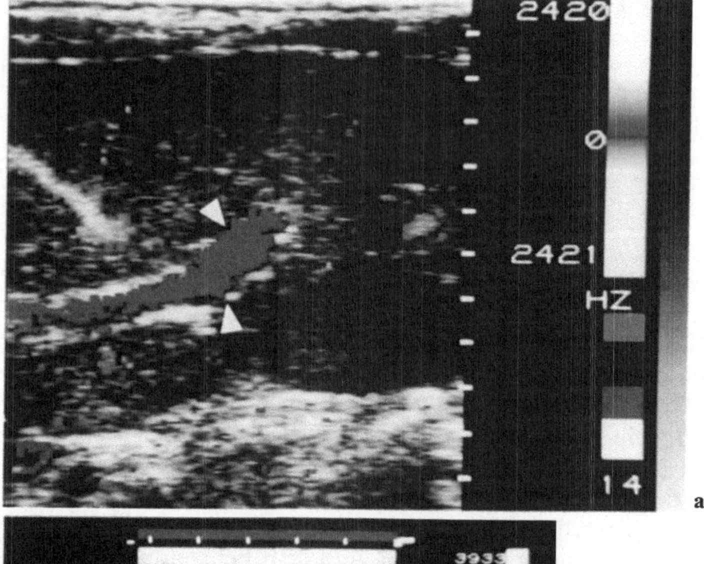

a

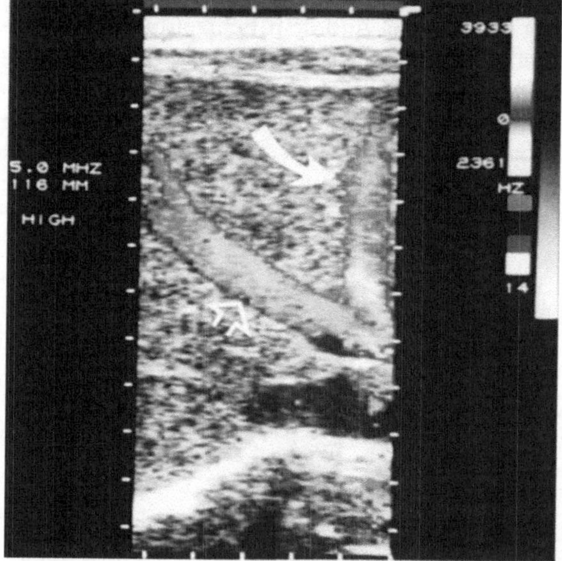

b

Abb. 6.2 a, b. Venöse Hämodynamik der Leber. **a** Blutfluß in der V. portae (◄◄): *rot*, d. h. Blutfluß zum Schallkopf, also hepatopetal. **b** Blutfluß in den Vv. hepaticae. Blutfluß in V. hepatica sinistra (↶) und V. hepatica media (⇦): *blau*, d. h. Blutfluß vom Schallkopf weg gerichtet, also von der Leber in Richtung Herz

tensität dokumentiert (je heller die Farbe, desto höher die Blutflußgeschwindigkeiten). Der wesentliche Unterschied zur Duplexsonographie besteht darin, daß nicht nur die Durchblutung eines umschriebenen Gebiets, nämlich des Meßvolumens, sondern die Durchblutung des gesamten Bildausschnitts dargestellt wird. Somit weist die farbkodierte Doppler-Sonographie folgende Vorteile auf:

- Gleichzeitige Darstellung von Morphologie und Vaskularisation;
- globale Doppler-Flußmessung;

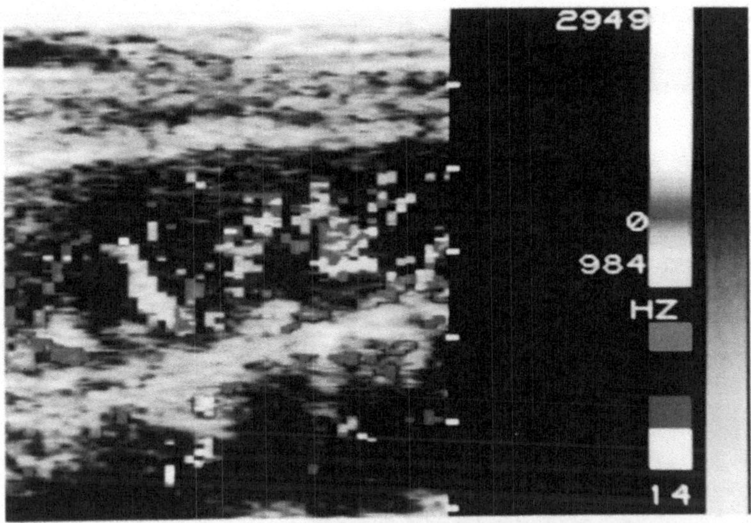

Abb. 6.3. Farbkodiertes Doppler-Sonogramm bei normaler Transplantatfunktion. Reguläre Perfusion eines Nierentransplantats vom Zentrum bis in die Peripherie. *Rot* arterieller Fluß, *blau* venöser Fluß

- Identifizierung von lokalen Turbulenzen und Jets hoher Geschwindigkeit;
- leichte Doppler-Winkelmessung;
- verbesserter Kontrast zwischen der Gefäßwand und dem Lumen;
- rasche Ableitung der Daten. Die wichtigsten klinischen Anwendungsgebiete der farbkodierten Doppler-Sonographie in der abdominellen Diagnostik umfassen folgende Punkte:

1) Beurteilung des Gefäßstatus: Aorta, Aa. iliacae, Aa. femorales und andere periphere Arterien können dargestellt werden, wobei arterielle Stenosen, Aneurysmen oder Pseudoaneurysmen [8] bzw. arteriovenöse Fisteln [3, 4] rasch erfaßt werden können (Abb. 6.1). Ebenso ist die Beurteilung der venösen Zirkulation möglich (Abb. 6.2), z. B. der Nachweis venöser Thrombosen [7] in den abdominellen, pelvinen oder Extremitätenvenen. Ferner bietet sich die farbkodierte Doppler-Sonographie zum Nachweis von Lebervenen im Rahmen eines Budd-Chiari-Syndroms [2] oder zum Nachweis portosystemischer Kollateralen bei portaler Hypertension an [5].

2) Organperfusion: Veränderungen der Organperfusion aufgrund von Änderungen des peripheren Gefäßwiderstands manifestieren sich im farbkodierten Doppler-Sonogramm. Leber, Niere und Milz sind der Untersuchung gut zugänglich. Die Transplantationsdiagnostik nimmt dabei einen überragenden Stellenwert ein (Abb. 6.3). Dabei erwies sich die farbkodierte Doppler-Sonographie für die Beurteilung der Organdurchblutung von Nierentransplantaten als der Szintigraphie gleichwertig [6]. Bei fehlender Perfusion in der Diastole liegt der Verdacht einer akuten Abstoßungsreaktion nahe (Abb. 6.4).

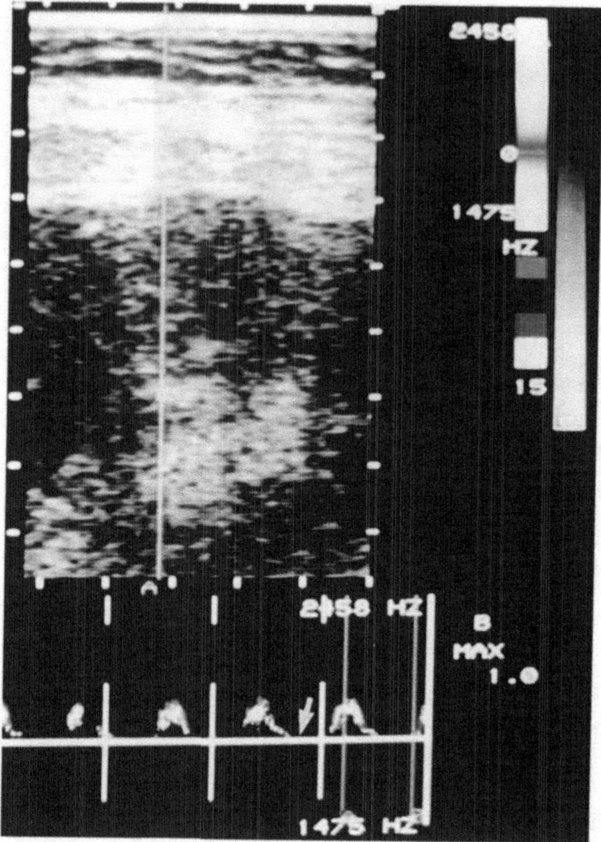

Abb. 6.4. Farbkodiertes Doppler-Sonogramm bei akuter vaskulärer Abstoßung. Fehlende Perfusion eines Nierentransplantats in der Diastole; die simultan registrierte gepulste Doppler-Flußkurve zeigt keinen Blutfluß in der Diastole (←): Widerstandsindex = 1

3) Tumorvaskularisation: Durch den Nachweis eines spezifischen Flußmusters könnte ein Fortschritt bei der Typisierung des Tumors und damit in Richtung Gewebsdifferenzierung erzielt werden. Allerdings sind die Erfahrungen mit der farbkodierten Doppler-Sonographie auf diesem Gebiet noch begrenzt.

Neben den erwähnten Vorteilen der farbkodierten Doppler-Sonographie sollte hervorgehoben werden, daß die Untersuchungsdauer im Vergleich zur Duplexsonographie wesentlich kürzer ist. Dies spielt insbesondere bei pädiatrischen Patienten eine wesentliche Rolle. Weiterhin können lokalisierte Durchblutungsstörungen, die der Doppler-sonographischen Untersuchung leicht entgehen können (Meßvolumen gerade nicht in betroffener Region plaziert), durch die farbkodierte Doppler-Sonographie erfaßt werden. Besondere Berücksichtigung verdient auch hier die Kenntnis des Einfallswinkels, da durch dessen Änderung sowohl die Strömungsrichtung als auch die Werte der Strömungsgeschwindigkeit verändert werden können [4]. Trotz der bis heute relativ hohen Anschaffungskosten wird sich dieses bildgebende Verfahren einen festen Platz in der pädiatrisch-radiologischen Diagnostik erobern, da es neben der Darstellung der Organvaskularisation eine Entwicklung in Richtung Gewebsdifferenzierung mittels Ultraschall eröffnet.

Literatur

1. Fobbe F, Wolf KJ (1988) Erste klinische Erfahrungen mit der Angiodynographie. ROFO 148:259–264
2. Grant EG, Perella R, Tessler FN, Lois J, Busuttil R (1989) Budd-Chiari-Syndrome: the results of duplex and color Doppler imaging. AJR 152:377–381
3. Igidbashian VN, Mitchell DG, Middleton WD, Schwartz RA, Goldberg BB (1987) Iatrogenic femoral arteriovenous fistula: diagnosis with color Doppler imaging. Radiology 170:749–752
4. Middleton WD, Kellmann GM, Melson GL, Madrazo BL (1989) Postbiopsy renal transplant arteriovenous fistulas: color Doppler US characteristics. Radiology 171:253–257
5. Ralls PW, Majekawa DS, Lee KP, Coletti PM, Johnson MG, Halls JM (1988) Gallbladder wall varices: diagnosis with color flow Doppler sonography. J Clin Ultrasound 16:595–598
6. Schwaighofer B, Hübsch A, Kovaric J, Frühwald F, Kainberger F, Barton P (1988) Farbkodierte Doppler-Sonographie bei Nierentransplantaten. ROFO 149:193–196
7. Taylor KJW (1987) Going to the depths with duplex Doppler ultrasound. Diagn Imaging Int Nov: 28–42
8. Thomas C, Röder HU, Möser GH (1989) Diagnostische Wertigkeit der Angiodynographie bei pulsierenden Raumforderungen. ROFO 150:454–457

7 Bioeffekte durch Doppler-sonographische Untersuchungen

Die Frage nach der biologischen Sicherheit diagnostischen Ultraschalls ist so alt wie die Ultraschalluntersuchung selbst. Diagnostischer Ultraschall scheint nicht mit schädlichen Wirkungen auf den menschlichen Organismus assoziiert zu sein. Diese Aussage beruht auf der Tatsache, daß trotz zahlreicher Experimente und epidemiologischer Studien in den letzten 25 Jahren keine spezifischen Schädigungsarten nachweisbar waren [7]. Um die biologischen Wirkungen des Ultraschalls zu verstehen, muß man sich vergegenwärtigen, daß dieser ein physikalisches Phänomen verschiedener akustischer Variablen darstellt: Druck, Dichte, Temperatur, Teilchenbewegung. Die Periodizität dieser Variablen pro Sekunde definiert die Frequenz, die in Hertz (Hz) oder Megahertz (MHz) angegeben wird. In der Diagnostik angewandte Ultraschallfrequenzen variieren zwischen 1 und 10 MHz. Die Größe der übertragenen akustischen Energie und deren Verteilung werden als akustische Kraft und akustische Intensität beschrieben. Die Einheit der akustischen Kraft ist Watt (W) oder Milliwatt (mW), die Einheit der Intensität (Kraft/Flächeneinheit) W/m^2 oder gebräuchlicher mW/cm^2. Die Intensität des diagnostischen Ultraschalls ist schwierig zu quantifizieren, da es zu einer punktförmigen Variation der Intensitäten innerhalb des Ultraschallbündels kommt. Die $I_{(SPTA)}$ („spatial peak time average intensity") hat sich dabei als aussagekräftigste Meßgröße bewährt, da sie einerseits räumliche Spitzenintensitäten („spatial peak"), andererseits die über die Einwirkungsdauer gemittelte durchschnittliche Intensität („time average") berücksichtigt. Aufgrund der bisher zur Verfügung stehenden Daten kann postuliert werden, daß durch diagnostische Schallintensitäten ($I_{(SPTA)}$ $< 100\ mW/cm^2$) unter Routineexpositionsbedingungen mit keinerlei schädigenden biologischen Effekten zu rechnen ist [6].

Zahlreiche experimentelle Studien beschäftigten sich mit dieser Fragestellung, wobei die Resultate nur bedingt auf den menschlichen Organismus übertragbar sind. Die physikalischen Ultraschallbioeffekte in der Zelle (vorwiegend Erwärmung, Kavitation, Lyse) sind abhängig von der Intensität und Frequenz des Ultraschallbündels bzw. von der Einwirkungsdauer. Ein Wärmeeffekt kann bei diagnostischen Schallintensitäten praktisch ausgeschlossen werden [4], ebenso sind Kavitation und Lyse nicht zu erwarten. Zur Zeit besteht kein Hinweis darauf, daß durch diagnostische Schallintensitäten biologische Effekte in Körperflüssigkeiten hervorgerufen werden [4]. Von großem Interesse ist die Frage nach eventuellen genetischen Schäden. Genmutationen (Effekte auf die DNS), chromosomale Abberationen und Austausch von Geschwisterchromatiden wären prinzipiell möglich. Die Resultate zahlreicher

Studien in Bezug auf diese Fragestellung waren widersprüchlich. Epidemiologische Studien haben seit Beginn der Ultraschalluntersuchungen in der Schwangerschaft keine Zunahme der Häufigkeit von kongenitalen Anomalien oder der perinatalen Morbidität und Mortalität beobachten können [6]. Daher sind auch genetische Schäden nicht zu erwarten.

Es ist damit zu rechnen, daß mit der Duplexsonographie höhere Spitzenintensitäten (SPTA) erreicht werden als mit dem Echtzeitverfahren (bis zu 350–700 mW/cm^2). In der Postnatalperiode spielen diese Intensitäten bei der Durchführung abdomineller Untersuchungen keine Rolle. Allerdings hat die Food and Drug Administration (FDA) in den Vereinigten Staaten Bedenken gegenüber der Anwendung der gepulsten Doppler-Sonographie in der Geburtshilfe (fetale Sonographie) geäußert, ebenso hinsichtlich der Darstellung der zerebralen Gefäße beim unreifen Neugeborenen, bei dem die Myelinisierung noch nicht abgeschlossen ist. In diesen Fällen ist die Duplex-sonographie daher nur bei strenger klinischer Indikation durchzuführen. Allerdings sollte man auch hier nicht aus Furcht vor Nebenwirkungen von einer nützlichen Untersuchungsmethode Abstand nehmen, wenn sie für die Entscheidung über weitere therapeutische Maßnahmen von Bedeutung ist [8].

Folgende Empfehlungen wurden von der WHO (World Health Organisation) herausgegeben:

1) Die Ultraschalluntersuchung ist in der modernen Medizin von großem Nutzen.
2) Ultraschall hat keine unmittelbar schädlichen Effekte.
3) Weitere Untersuchungen in Bezug auf die Sicherheit des Ultraschalls sind notwendig.
4) Ultraschall sollte nur gezielt bei entsprechender Indikation eingesetzt werden [9].

Diese Postulate wurden von der AIUM (American Institute for Ultrasound in Medicine) 1983 bzw. von der EFSUMB (European Federation of Society for Ultrasound in Medicine and Biology) 1987 bestätigt.

Literatur

1. Ciarravino V, MillerMW, Kaufmann GE (1981) The effect of 1 MHz ultrasound on the proliferation of synchronized Chinese hamster V-79 cells. Ultrasound Med Biol 7:175–187
2. Child SZ, Carstensen EL (1982) Effects of ultrasound on Drosophila -IV. Pulsed exposure of eggs. Ultrasound Med Biol 8:311–312
3. Church CC, Miller MW (1983) The kinetics and mechanics of ultrasonically-induced cell lysis produced by non-trapped bubbles in a rotating culture tube. Ultrasound Med Biol 9:385–393
4. Dooley DA, Child SZ, Carstensen EL, Miller MW (1983) The effects of continuous wave and pulsed ultrasound on rat thymocytes in vitro. Ultrasound Med Biol 9:379–384
5. Liebeskind D (1984) Sister chromatid exchanges and diagnostic ultrasound. J Clin Ultrasound 12:3–4

6. Martin AO (1984) Can Ultrasound cause genetic damage? J Clin Ultrasound 12:11–20
7. Rott HD (1986) Sind diagnostische Ultraschalluntersuchungen sicher unschädlich? Pädiatr Prax 32:573–574
8. Taylor KJW (1987) A prudent approach to Doppler US. Radiology 165:283–284
9. World Health Organisation (1983) Environmental health criteria: 22, Ultrasound. WHO Publication Center, Albany

8 Fehlerquellen der Methode

Die gepulste Duplexsonographie stellt eine einfache, nichtinvasive und sehr nützliche Untersuchungsmethode dar, um Veränderungen der abdominellen Hämodynamik zu erfassen. Allerdings sollte man sich bei der Beurteilung der Doppler-Flußkurven über die Grenzen der Methode im klaren sein. Die Duplexsonographie ist ein sehr untersucherabhängiges bildgebendes Verfahren. Erfahrung und Geschick des Untersuchers können das Resultat in starkem Maße beeinflussen. Daher ist für die Qualitätssicherung neben perfekten Geräten und korrekter technischer Durchführung die entsprechende Ausbildung des Untersuchers eine Conditio sine qua non [1].

Gewisse technische Grenzen des Duplex-Verfahrens wurden in den letzten Jahren durch die Entwicklung neuer Gerätegenerationen teilweise überwunden. Dazu sind folgende Punkte erwähnenswert:

1) Das beste Bild beim Echtzeitverfahren erhält man senkrecht zur Gefäßachse, das beste Doppler-Flußsignal jedoch parallel zur Gefäßachse.

2) Die Meßgenauigkeit wird von Ausdehnung, Frequenz, Eindringtiefe, Repetitionsrate, Abschwächung und Streuung des Schallimpulses beeinflußt. Sowohl mit zunehmender Frequenz als auch mit zunehmender Eindringtiefe des Schallimpulses werden die erfaßbaren Geschwindigkeitsmaxima geringer. Blutflußgeschwindigkeiten, die theoretisch hochfrequente Doppler-Frequenzverschiebungen hervorrufen sollten, können zum sog. „aliasing“-Phänomen führen [2], (s. Kap. 1.3, Abb. 1.5). Bei der Untersuchung des Portalgefäßsystems spielt dieses Phänomen in der Regel keine Rolle, da es sich um eine laminare Strömung mit niedrigen Geschwindigkeiten handelt. Hier wurden andere Artefakte beschrieben, die zu einer Fehlinterpretation des Doppler-Signals führen können.

3) Das Mirror-image-Artefakt wurde wie das Flip-Artefakt bei der Untersuchung des Portalgefäßsystems beschrieben [3]. Beim Mirror-image-Artefakt tritt oberhalb und unterhalb der Nullinie ein symmetrisches Flußsignal auf. Daher ist scheinbar die Blutflußrichtung nicht bestimmbar. Dieses Phänomen kommt dann zustande, wenn der Doppler-Schallstrahl nahezu senkrecht zur Flußrichtung des Gefäßes steht. Durch Neupositionieren des Schallkopfs kann das Doppler-Signal dahingehend verändert werden, daß die Blutströmung eindeutig bestimmt werden kann.

4) Das Flip-Artefakt ist dann zu beobachten, wenn kurze Abschnitte geschlängelt verlaufender Gefäße untersucht werden, z. B. Kollateralgefäße oder, bei kavernöser Transformation, die V. portae in der Porta hepatis. Dieses

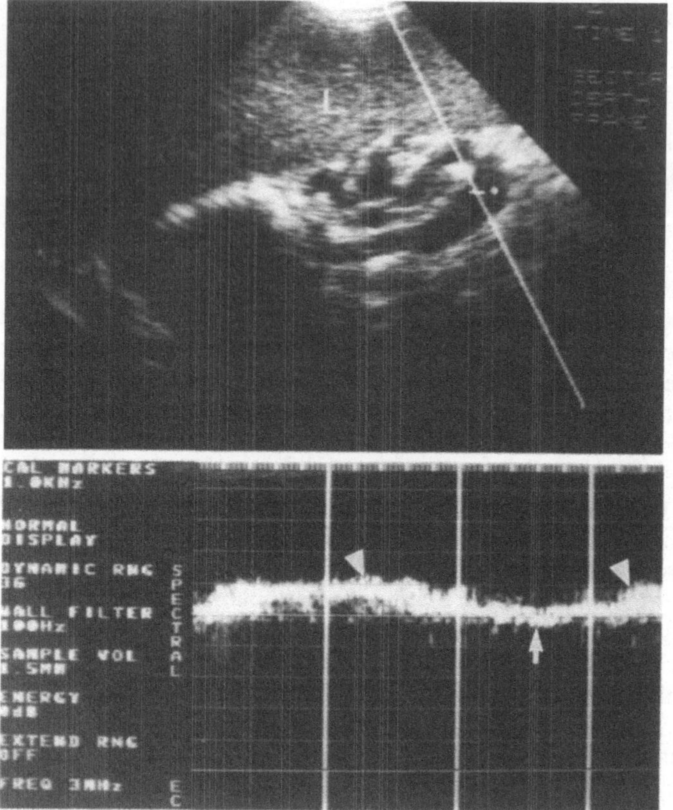

Abb. 8.1. Flip-Artefakt. Portosystemische Kollateralen dorsal des linken Leberlappens (*L*) bei portaler Hypertension. Meßvolumen (*) in Kollaterale. Portalvenöses Doppler-Signal oberhalb (◄◄) und unterhalb (◄–) der Nullinie

Phänomen ist dadurch gekennzeichnet, daß die Doppler-Flußkurve abwechselnd oberhalb und unterhalb der Nullinie aufgezeichnet wird (Abb. 8.1).

Dies kann durch respiratorische Schwankungen des portalvenösen Flusses verursacht sein, wobei durch geringgradige Bewegungen die relative Position des Schallkopfs zum Gefäßverlauf und damit zur Strömungsrichtung geändert wird [3]. Dieses Artefakt muß von dem sog. Pendelfluß unterschieden werden, welcher bei Patienten mit fortgeschrittener portaler Hypertension beobachtet werden kann. Hier kommt es zum Hin- und Herbewegen der Blutströmung, bevor tatsächlich eine Stromumkehr mit Auftreten eines hepatofugalen Flusses eintritt.

5) Schließlich sollte noch darauf hingewiesen werden, daß bei adipösen Patienten aufgrund der begrenzten Eindringtiefe der Ultraschallwellen die Methode versagen kann, dies ist jedoch im Kindesalter kaum von Bedeutung. Hingegen kann in dieser Altersgruppe die Kleinheit der Gefäße eine Rolle spielen, wobei ein gerader Gefäßverlauf oft nur auf sehr kurzen Strecken

vorhanden ist. Darüber hinaus können Darmgase oder ein Aszites bei der Darstellung intraabdomineller Gefäße behindern.

Literatur

1. Neuenburg-Häusler D, von Reutern GM (1985) Qualitätssicherung dopplersonographischer Verfahren. Ultraschall 6:270–278
2. Jawad IA, Taylor ML, Pruitt-Hudson F, Sohn XH (1985) Range ambiguity in pulsed Doppler ultrasound: the ambiguity clarified? J Clin Ultrasound 13:475–479
3. Parvey HR, Eisenberg RL, Giyanani V, Krebs CA (1989) Duplex sonography of the portal venous system: pitfalls and limitations. AJR 152:765–770

9 Aussagekraft quantitativer Messungen

Die nichtinvasive Berechnung quantitativer Flußparameter stellt eine der größten Herausforderungen der Duplexsonographie dar und ist richtungsweisend für die Zukunft dieses Untersuchungsverfahrens. Dabei ist die Berechnung der Blutflußgeschwindigkeit, und des Blutflußvolumens (s. Kap. 1.6) bzw. einiger semiquantitativer Parameter (s. Kap. 4.1) möglich, wobei hier noch einmal zusammenfassend auf ihre Wertigkeit eingegangen werden soll.

9.1 Bestimmung der Blutflußgeschwindigkeit

Bei der Bestimmung der Blutflußgeschwindigkeit unter Zuhilfenahme der Doppler-Frequenzverschiebung und des Doppler-Einfallswinkels muß die Fehlermöglichkeit bei der Winkelmessung berücksichtigt werden. Je größer der Einfallswinkel des Schallstrahls ist, um so stärker wird das Ergebnis der Geschwindigkeitsberechnung durch einen Fehler bei der Winkelmessung ver-

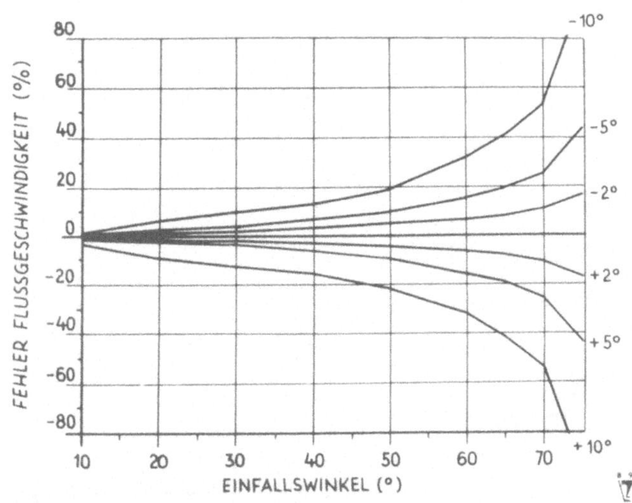

Abb. 9.1. Graphische Darstellung der Fehlermöglichkeiten bei der Berechnung der Blutflußgeschwindigkeit in Abhängigkeit vom Einfallswinkel des Doppler-Schallstrahls. (Nach Burns 1987 [2])

fälscht. Bei einem Einfallswinkel von 45° führen 5% Ungenauigkeit in der Winkelmessung zu einem 9%igen Fehler bei der Bestimmung der Geschwindigkeit. Bei einem Einfallswinkel von 70° führt der gleiche Ungenauigkeitsfaktor zu einem 25%igen Fehler in der Geschwindigkeitsberechnung. Bei einem Einfallswinkel <20° ist diese Fehlermöglichkeit vernachlässigbar (Abb. 9.1) [2].

9.2 Semiquantitative Messungen

Diese Meßdaten zielen darauf hin, einen vom Einfallswinkel unabhängigen Parameter anzugeben. Dabei ist zu berücksichtigen, daß die Geschwindigkeitskurven der Gefäße je nach dem Gefäßwiderstand unterschiedlich sind (Abb. 9.2). Zahlreiche Indizes wurden in der Literatur beschrieben (s. Kap. 4.1, Tabelle 4.1, Abb. 4.4 und 4.5). Die in der Routinediagnostik am häufigsten verwendeten Indizes sind der Pulsatilitätsindex und der Widerstandsindex. Diese Parameter stellen ein Maß für die Pulsatilität des Gefäßes und damit für den peripheren Gefäßwiderstand dar. Es handelt sich jedoch um völlig unspezifische Meßdaten, die immer in Zusammenhang mit der Klinik des Patienten gewertet werden müssen. In den modernen Duplex-Einheiten werden diese Indizes elektronisch berechnet und können auf dem Bildschirm nach Eingabe der Daten abgelesen werden. Weitere Doppler-Indizes – wie gepulster Doppler-Index [1] oder Beschleunigungszeit, d/s-Ratio in %, A_2/A_1-Ratio [8] – spielen in der Routinediagnostik eine untergeordnete Rolle.

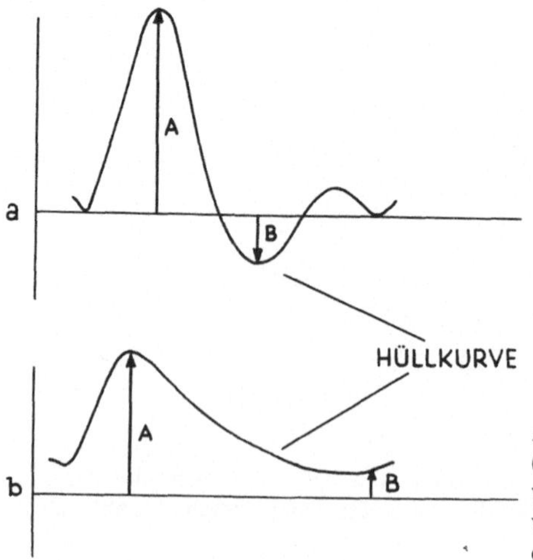

Abb. 9.2. Typische Blutflußkurven bei hohem (**a**) und bei niedrigem (**b**) peripherem Gefäßwiderstand. *A* maximale Doppler-Frequenzverschiebung, *B* minimale Doppler-Frequenzverschiebung. (Nach Burns 1987 [2])

9.3 Bestimmung des Blutflußvolumens

Das Prinzip der Berechnung des Blutflußvolumens ist einfach. Es wird die mittlere Blutflußgeschwindigkeit eines Gefäßes bestimmt und diese mit dem Gefäßquerschnitt multipliziert (Abb. 9.3). Allerdings stellen sich in der Praxis doch Probleme, die hauptsächlich mit der Berechnung des Gefäßquerschnitts zusammenhängen.

Die beiden gebräuchlichsten Methoden sind:

1) Die Strömungsprofilmethode („velocity profile method"):
Bei dieser Methode wird das Strömungsprofil intervallmäßig während des Herzzyklus aufgezeichnet und integriert, um eine Volumenflußrate zu berechnen. Voraussetzung dafür ist, daß das Flußvolumen wesentlich kleiner als der Gefäßquerschnitt ist. Das Meßvolumen wird langsam entlang des Gefäßquerschnitts bewegt und die Geschwindigkeit unter Berücksichtigung des Einfallswinkels (aus dem Echtzeitbild dargestellt) bestimmt.
2) Die gleichförmige Beschallungsmethode („uniform insonation method"):
Hierbei wird das gesamte Blutflußvolumen vom Ultraschallbündel ermittelt, wobei das Meßvolumen den ganzen Gefäßquerschnitt umfassen soll.

Unter der Annahme, daß jedes Blutpartikel in gleicher Weise zur Doppler-Frequenzverschiebung beiträgt und daß der Winkel zwischem dem Ultraschallbündel und der Strömungsrichtung über dem gesamten Gefäßquerschnitt konstant ist, ist die mittlere Doppler-Frequenzverschiebung der mittleren Blutflußgeschwindigkeit proportional. Durch Multiplikation dieses Geschwindigkeitswerts mit dem Gefäßquerschnitt wird das Blutflußvolumen zu einem bestimmten Zeitpunkt errechnet. Die Integration über einen Herzzyklus ergibt dann das mittlere Blutflußvolumen.

Folgende Fehlermöglichkeiten sind bei der Berechnung des Blutflußvolumens zu bedenken:

a) In Arterien sind sowohl der Gefäßquerschnitt als auch die Blutflußgeschwindigkeit zu verschiedenen Zeiten unterschiedlich. Eine simultane

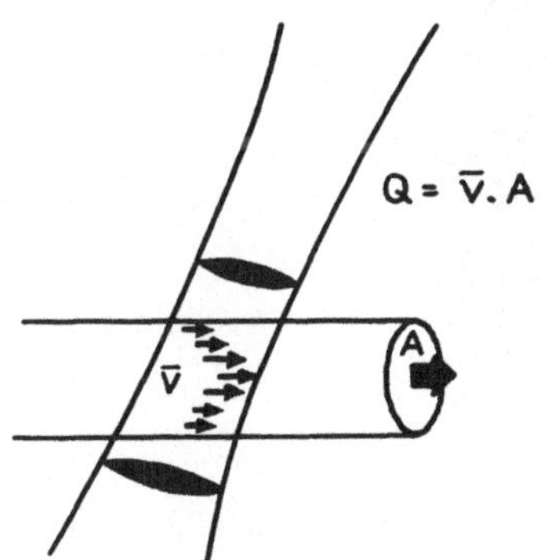

Abb. 9.3. Berechnung des Blutflußvolumens. $\bar{V}$ über Gefäßquerschnitt gemittelte Geschwindigkeit, A Gefäßquerschnitt, Q Blutflußvolumen. (Nach Taylor 1984 [6])

Messung von Durchmesser und Geschwindigkeit ist mit der konventionellen Duplextechnik nicht möglich. Zur Berechnung des Gefäßdurchmessers ist ein Einfallswinkel des Ultraschallbündels von 90° optimal, für die Berechnung der Blutflußgeschwindigkeit sollte der Einfallswinkel möglichst klein sein (s. Kap. 8). In der Praxis werden daher Gefäßquerschnitt und Blutflußgeschwindigkeit nicht simultan, sondern unmittelbar nacheinander gemessen. Der dadurch hervorgerufene Fehler hängt davon ab, in welchem Maße der Gefäßquerschnitt und die Blutflußgeschwindigkeit sich in diesem Zeitraum ändern. Da jedoch das Maximum des Volumenflusses nur während eines bestimmten Abschnitts des Herzzyklus stattfindet, ist diese Fehlerquelle eher unbedeutend [2].

b) Das zweite Problem stellt die Berechnung des Gefäßquerschnitts dar. Die Messung des Gefäßdurchmessers sollte, wie schon erwähnt, bei einem mit 90° einfallenden Ultraschallbündel erfolgen. Der innere Durchmesser des Gefäßes wird angegeben („leading-edge"-Methode). Aufgrund multipler Echos der Gefäßwand wird die Genauigkeit der Messung 1 mm nicht unterschreiten. Der Meßfehler geht bei der Berechnung des Gefäßquerschnitts mit dem Quadrat ein (Gefäßquerschnitt $= r^2$, $r =$ Radius des Gefäßes). Um den Gefäßquerschnitt möglichst genau zu berechnen, wird dieser von einigen Autoren nicht im zweidimensionalen Bild, sondern im eindimensionalen „time-motion"-Verfahren gemessen [5]. Allerdings ist dieses Meßverfahren nur bei oberflächlich gelegenen (Karotiden) oder herznahen Gefäßen (Aorta ascendens) durchführbar.

Unter Berücksichtigung dieser Fehlermöglichkeiten muß gesagt werden, daß Berechnungen des Volumenflusses nur in solchen Gefäßen möglich sind, die eine bestimmte Größe aufweisen (4–8 mm) und die über mindestens 2 cm einen geradstreckigen Verlauf zeigen [7]. In der abdominellen Gefäßdiagnostik erfüllt in erster Linie die V. portae in der Porta hepatis diese Voraussetzungen (Abb. 9.4).

Aufgrund experimenteller Studien konnte eine ausgezeichnete Korrelation zwischen den mittels gepulstem Doppler-Verfahren erhaltenen Flußwerten

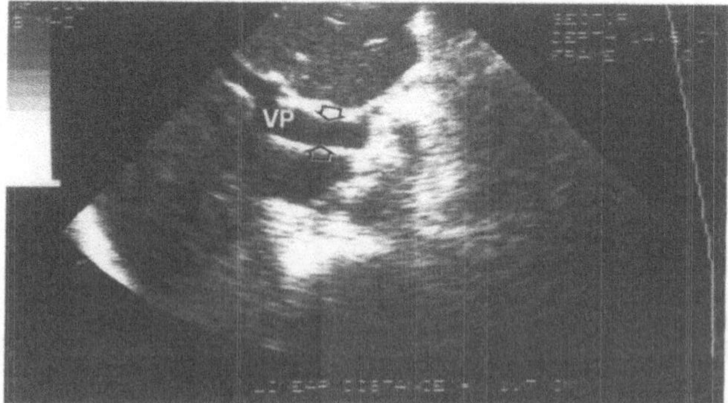

Abb. 9.4. Oberbauchtransversalschnitt. V. portae (*VP*) in Porta hepatis. Gefäßdurchmeser wird zwischen 2 Meßpunkten (←←) berechnet

und elektromagnetischen Flußmessungen gezeigt werden [3]. Auch die Bestimmung des Blutflußvolumens in der A. mesenterica superior und der A. lienalis ergibt eine zufriedenstellende Genauigkeit [4]. Bis jetzt umfassen quantitative Flußmessungen mit Hilfe der Duplexsonographie nur einen beschränkten Teil der diagnostischen Palette dieses Untersuchungsverfahrens. Mit der sich weiter verbessernden Technologie sollten diese jedoch immer mehr an Bedeutung gewinnen und stellen sicherlich eine der zukunftsweisenden Aspekte dieses Untersuchungsverfahrens dar.

Literatur

1. Berland LL, Lawson TL, Adams MB, Melrose BL, Foley WD (1989) Evaluation of renal transplants with pulsed Doppler duplex sonography. J Ultrasound Med 1:215–222
2. Burns PN (1987) The physical principles of Doppler and spectral analysis. J Clin Ultrasound 15:567–590
3. Moriashu F, Ban N, Nishida O et al. (1986) Clinical Application of an ultrasonic duplex system in the quantitative measurement of portal blood flow. J Clin Ultrasound 14:579–588
4. Sato S, Ohnishi K, Sugita S, Okuda K (1987) Splenic artery and superior mesenteric artery blood flow: nonsurgical Doppler US measurement in healthy subjects and patients with chronic liver disease. Radiology 164:347–352
5. Sumio U (1981) Determination of volume of arterial blood flow by an ultrasonic device. J Clin Ultrasound 9:209–216
6. Taylor KJW, Burns PN (1984) Doppler ultrasound: continuous and pulsed, superficial and deep. In: Goldberg BB (ed) Syllabus categorical course in ultrasound. The Radiological Society of North America. Philadelphia, pp 164
7. Taylor KJW, Burns PN, Woodcock JP, Wells PNT (1985) Blood flow in deep abdominal and pelvic vessels: ultrasonic pulsed-Doppler-analysis. Radiology 154:487–493
8. Wong SN, Lo RNS, Yu ECL (1989) Renal blood flow pattern by noninvasive Doppler ultrasound in normal children and acute renal failure patients. J Ultrasound Med 8: 135–141

10 Klinische Relevanz der abdominellen Duplexsonographie

Die Duplexsonographie hat als bildgebendes Verfahren in der Pädiatrie in den letzten Jahren immer mehr an Bedeutung gewonnen. Der rasche technologische Fortschritt gab dem untersuchenden Arzt ein komplexes Spektrum neuer diagnostischer Möglichkeiten an die Hand, welche teilweise der Angiographie, die noch immer als Goldstandard angesehen wird, Konkurrenz machen und diese partiell sogar erübrigen wird.

Die Duplexsonographie stellt ein einzigartiges Verfahren der Ultraschalltechnologie dar, da sie erstmals die Möglichkeit der nichtinvasiven Erfassung der Organfunktion und nicht nur der Organmorphologie eröffnete [6]. Physiologische und pathologische Veränderungen der Mikrozirkulation beeinflussen den peripheren Gefäßwiderstand und damit die Doppler-Flußkurve. Kaum hat sich die Duplexsonographie als Methode etabliert, erscheint ein neues technologisches Verfahren am Horizont, die farbkodierte Doppler-Sonographie. Dieses erst am Beginn seiner Entwicklung stehende Untersuchungsverfahren stellt einen technologischen Fortschritt dar, den man bis vor kurzem für unmöglich hielt.

In der abdominellen Diagnostik spielt in erster Linie die Untersuchung des Portalgefäßsystems eine wichtige Rolle. Änderungen der portalvenösen Hämodynamik stellen einen Angelpunkt im klinischen Verlauf chronischer Lebererkrankungen dar. Die frühzeitige Diagnose einer evtl. bestehenden portalen Hypertension im Kindesalter ist für die Prognose von entscheidender Bedeutung. Eine signifikante Beziehung zwischen portalvenösem Druck und Änderungen der portalvenösen Hämodynamik im Duplexsonogramm ist bisher in der Literatur noch nicht ausreichend dokumentiert [4]. Dies wäre eine wesentliche Bereicherung der Aussagekraft der Duplexsonographie, da dadurch ein Hinweis auf das Ausmaß portosystemischer Kollateralenbildung gegeben werden könnte. Die Durchführung kontrollierter Studien im Kindesalter erscheint jedoch wegen der Invasivität der Druckmessung in der V. portae nicht gerechtfertigt.

Es wäre außerdem hilfreich, wenn aufgrund geänderter Strömungsparameter Hinweise auf eine Ischämie oder Anoxie der Leber gewonnen werden könnten. Auch hier liegen z. Z. noch keine Doppler-sonographischen Daten vor. Die Beurteilung von Stoffwechselvorgängen in der Leber mit Hilfe bildgebender Verfahren ist nach wie vor eine Domäne der spektroskopischen Analyse im Rahmen der Kernspintomographie [1]. Hingegen stellt die Duplexsonographie ein ausgezeichnetes Untersuchungsverfahren zur Darstellung der

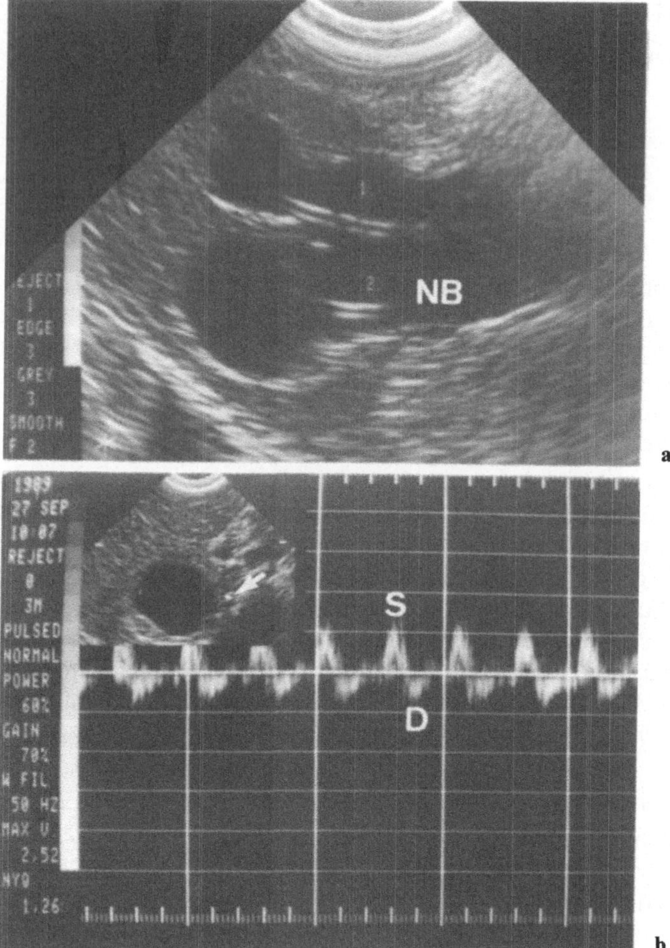

a

b Abb. 10.1

Gefäßanatomie bzw. qualitativer Änderungen der Hämodynamik der V. portae bei portaler Hypertension dar.

Die Darstellung der A. hepatica ist weitaus schwieriger als die der V. hepatica, da das Gefäß kleiner ist und nahezu in einem rechten Winkel zum einfallenden Doppler-Schallstrahl verläuft. Die Untersuchung der A. hepatica in der orthotopen Leber ist von untergeordneter Bedeutung. Bei Patienten nach Lebertransplantation ist die Darstellung der A. hepatica jedoch obligatorisch, um die arterielle Perfusion des Organs zu demonstrieren. Hier stellt die Duplexsonographie das bildgebende Verfahren der ersten Wahl dar, wobei in der unmittelbar postoperativen Phase sehr kurzfristige Kontrollen durchgeführt werden sollten. Die farbkodierte Doppler-Sonographie erscheint bei dieser speziellen Fragestellung der Duplexsonographie insofern überlegen, als der Zeitaufwand der Untersuchung beträchtlich abgekürzt wird und die gesamte Perfusion des Sektors auf einem Bild dargestellt werden kann.

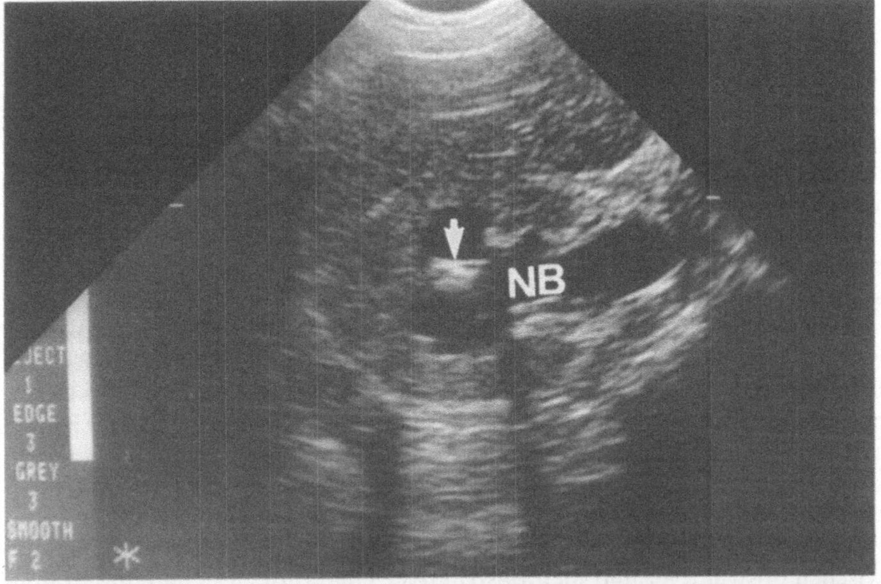

c

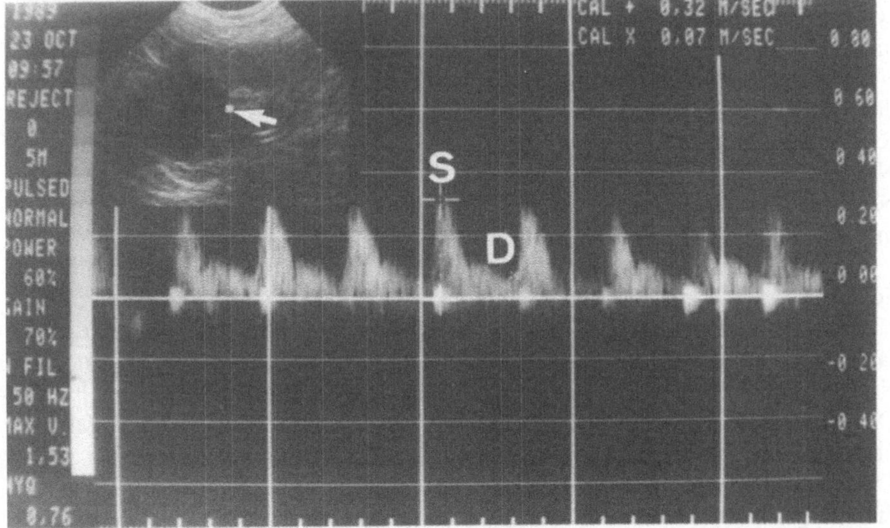

d

Abb. 10.1 a–d. 8 Jahre alter Knabe, konnatale Hydronephrosen beidseits, Zustand nach Insertion einer Ureterschiene beidseits. **a** Querschnitt durch die rechte Niere: massive Dilatation des intrarenalen Hohlraumsystems. *NB* Nierenbecken; *1*, *2* Ureterschiene. **b** Meßvolumen (→) in A. renalis. Pulsatile, bidirektionale Strömung mit negativem Fluß in der frühen Diastole (*S* Systole, *D* Diastole). Widerstandsindex >1 (erhöhter peripherer Gefäßwiderstand): Obstruktion? Durch Isotopennephrographie bestätigt. **c** Querschnitt durch die rechte Niere nach Entfernung der Ureterschiene und Anlegen einer Nephrostomie: Rückgang der Weite des intrarenalen Hohlraumsystems. *NB* Nierenbecken, → Nephrostomiedrain. **d** Meßvolumen (→) in A. renalis. Pulsatile, unidirektionale Strömung mit Vorwärtsfluß in Systole (*S*) und Diastole (*D*). Widerstandsindex = 0,78 (im Normbereich): Normalisierung des peripheren Gefäßwiderstands durch Druckentlastung, keine Obstruktion

Das zweite wichtige Anwendungsgebiet der Duplexsonographie ist die Darstellung der renovaskulären Hämodynamik. Im Kindesalter spielt die Dokumentation der Nierengefäße orthotoper Nieren in der klinischen Praxis eine untergeordnete Rolle. Beim akuten Nierenversagen allerdings hat sich die Methode auch in dieser Altersgruppe bewährt. Der Stellenwert der Duplexsonographie bei diesem klinischen Zustandsbild ist deswegen als sehr hoch anzusetzen, weil es sich bei allen anderen Methoden zur Messung des renalen Blutflusses, wie der p-Aminohippursäure-Clearance oder der Isotopennephrographie, um invasive Untersuchungsmethoden handelt und die Injektion eines Isotops bzw. wiederholte Blutabnahmen erforderlich sind. Das Strömungsprofil der Nierenarterien bei Kindern mit akutem Nierenversagen zeigt spezifische, diagnostische aussagekräftige Veränderungen [8]. Die fehlende Blutströmung in der gesamten oder der späten Diastole stellt einen charakteristischen Befund dar, wobei das Ausmaß der Perfusionsstörung mit dem Schweregrad der Funktionseinschränkung zu korrelieren scheint. Damit ist diesen Änderungen der renovaskulären Hämodynamik auch ein gewisser prognostischer Stellenwert zuzuordnen.

Neuerdings gewinnt die Duplexsonographie für die Differentialdiagnose zwischen obstruktiver und nichtobstruktiver Dilatation des Nierenhohlraumsystems immer mehr an Bedeutung. Bei nichtobstruktiver Dilatation scheint die Perfusion der Niere nicht beeinträchtigt, bei Obstruktion hingegen wurde eine Verminderung der diastolischen Durchblutung und damit eine Erhöhung des Widerstandsindex beobachtet [5]. Diese Befunde könnten insofern neue Richtlinien für die nephrologisch-urologische Abklärung einer Dilatation des Nierenhohlraumsystems bedeuten, als invasive Untersuchungen, wie Isotopennephrographie oder Withacker-Test, zur Druckmessung im Nierenbecken in Zukunft eingeschränkt werden könnten (Abb. 10.1).

In der Transplantationsdiagnostik nimmt die Duplexsonographie eine Schlüsselstellung ein. Sowohl für die unmittelbar postoperative Kontrolle als auch in der Langzeitverlaufsbeobachtung bei Kindern nach Nierentransplantation wird dieses Verfahren routinemäßig eingesetzt. Bei der Diagnosestellung einer akuten Abstoßungsreaktion bzw. einer Nierenarterienstenose hat die Duplexsonographie eine hohe Aussagekraft. Während die ersten Ergebnisse über die Sensitivität und Spezifität dieses Untersuchungsverfahrens bei akuter Transplantatabstoßung sehr ermutigend waren, muß heute aufgrund von Studien an größerer Patientenkollektiven einschränkend gesagt werden, daß nur bei Vorliegen eines Widerstandsindex >0,9 (d.h. bei fast fehlender, völlig fehlender oder negativer diastolischer Strömung) die Diagnose einer akuten Abstoßung mit zufriedenstellender Genauigkeit gestellt werden kann [3]. Bei Widerstandsindizes <0,9 ist die Sensitivität der Methode gering. In diesen Fällen kann zwischen milderen Formen einer akuten Abstoßung oder einer Transplantatdysfunktion anderer Genese (wie z.B. akute tubuläre Nekrose, Cyclosprinintoxikation, Glomerulonephritis oder Zytomegalie-Virus-Infektion) nicht unterschieden werden. Die farbkodierte Doppler-Sonographie besitzt gegenüber der gepulsten Duplexsonographie im Nierentransplantatmonitoring den großen Vorteil, daß die Vaskularisation des gesamtem Organs rascher beurteilt werden kann [6]. Hinsichtlich der Darstellung der Durchblutung von Nierentransplantaten ist die farbkodierte Doppler-Sonographie der Szintigraphie gleichwertig. Allerdings ist eine quantitative Erfassung der renovaskulären Hämodynamik mit der farbkodierten Doppler-Sonographie z. Zt. nicht möglich.

Die Duplexsonographie hat sich bei zahlreichen klinischen Fragestellungen als bildgebendes Verfahren der ersten Wahl etabliert. Sie ist für den weiteren Untersuchungsgang von großer Bedeutung, wobei der Einsatz der Duplexsonographie bereits zu einer erheblichen Reduktion der Angiographien viszeraler Gefäße geführt hat [2]. Die weitere Entwicklung dieses Untersuchungsverfahrens wird sich in erster Linie auf die Quantifizierung der Meßdaten konzentrieren [8]. Der technologische Fortschritt sollte zu einer weiteren Verbesserung der klinischen Aussagekraft der Duplexsonographie beitragen.

Literatur

1. Cloose ME, Lee RGL (1985) Simple liver perfusion model for NMR spectroscopic analysis. Invest Radiol 20:808–812
2. Czembirek H, Leitner H, Gritzmann N (1985) Verschluß oder Stenose der splenoportalen Achse. Zusatzinformation durch Duplexsonographie? ROFO 143:530–533
3. Grant EG, Tessler FN, Perella RR (1989) Clinical Doppler imaging. AJR 152:707–717
4. Morijashu F, Nishida O, Ban N, Nakamura T, Sakai M, Mijake T, Uchino H (1986) „Congestion index" of the portal vein. AJR 146:735–739
5. Platt JF, Rubin JM, Ellis JH, Di Pietro MA (1989) Duplex Doppler US of the kidney: differentiation of obstructive from nonobstructive dilatation. Radiology 171:515–517
6. Schwaighofer B, Hübsch P, Kovarik J, Frühwald F, Kainberger F, Barton P (1988) Farbkodierte Doppler-Sonographie bei Nierentransplantaten. ROFO 149:193–196
7. Vergesslich KA (1989) Die Relevanz der Duplex-Doppler-Sonographie in der Pädiatrie. Pädiatr Pädol 24:195–213
8. Walter JP, Gahan JP, Lantz BMT (1986) Absolute flow measurements using pulsed Doppler US. Radiology 159:545–548
9. Wong SN, Lo RNS, Yu ECL (1989) Renal blood flow pattern by noninvasive Doppler ultrasound in normal children and acute renal failure patients. J Ultrasound Med 8: 135–141

Sachverzeichnis